新型冠状病毒肺炎疫情
公众心理援助操作手册

主　编　吴绍长　温成平

Novel Coronavirus Pneumonia Epidemic
Operation Manual of Public Psychological Assistance

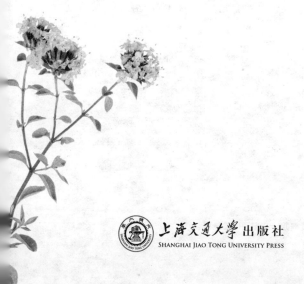

上海交通大学出版社
SHANGHAI JIAO TONG UNIVERSITY PRESS

内容提要

本书为新型冠状病毒肺炎疫情一线对公共卫生突发事件应对方面有丰富经验的精神和心理专家，结合心理干预工作的实践，编写的一本指导如何自我应对的科普读物。本书涉及多个主题，从心理学的角度针对疫情下公众困扰的问题进行分析与解答，包括心理危机和心理危机干预、心理援助的必要性、常见的心理援助技术和技巧、疫情下针对不同人群的心理援助及应激性精神障碍，既关注了抑郁、精神障碍等敏感问题，也对焦虑、强迫、恐惧、冲动等普遍问题提出了有效的解决方案。本书文笔朴实易懂，讲述贴近生活，以普通人身上的故事或者相同的困惑问题触发读者的共鸣，便于公众学习。

图书在版编目(CIP)数据

新型冠状病毒肺炎疫情公众心理援助操作手册/
吴绍长,温成平主编. —上海: 上海交通大学出版社,
2020
ISBN 978－7－313－23044－7

Ⅰ. ①新…　Ⅱ. ①吴…　②温…　Ⅲ. ①日冕形病毒－
病毒病－肺炎－心理疏导－手册　Ⅳ. ①R395.6－62

中国版本图书馆 CIP 数据核字(2020)第 042365 号

新型冠状病毒肺炎疫情公众心理援助操作手册
XINXING GUANZHUANG BINGDU FEIYAN YIQING GONGZHONG XINLI YUANZHU CAOZUO SHOUCE

主　　编：吴绍长　温成平
出版发行：上海交通大学出版社　　　　地　　址：上海市番禺路 951 号
邮政编码：200030　　　　　　　　　　电　　话：021－64071208
印　　制：常熟市文化印刷有限公司　　经　　销：全国新华书店
开　　本：880 mm×1230 mm　1/32　印　　张：5.625
字　　数：135 千字
版　　次：2020 年 4 月第 1 版　　　　印　　次：2020 年 4 月第 1 次印刷
书　　号：ISBN 978－7－313－23044－7
定　　价：38.00 元

编委会
BIAN WEI HUI

主编简介
ZHU BIAN JIAN JIE

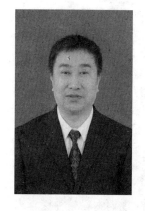

吴绍长 丽水市第二人民医院党委书记、院长、主任医师，丽水学院医学与健康学院副院长、教授、研究生导师。兼任中国心理卫生协会老年心理卫生专业委员会常务委员、浙江省医院协会精神病医院管理分会副主任委员、浙江省数理医学学会精神医学专业委员会副主任委员、浙江省医师协会睡眠医学专业委员会常务委员、丽水市心理卫生协会副理事长、丽水市精神心理疾病临床研究中心主任、丽水市新型冠状病毒肺炎疫情心理危机干预专家组组长等。获丽水市中青年专业技术拔尖人才、丽水市绿谷特级名医、丽水市老年医学研究首席专家等荣誉称号。在国内外医学期刊发表论文 30 多篇，主持省市级课题 7 项，参与国家、省市级课题 10 多项，主编专著 1 部。

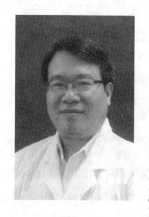

温成平 二级教授，主任医师，博士生导师。现任浙江中医药大学副校长、中医药科学院副院长、国家重点学科中医临床基础研究所所长。兼任中华中医药学会免疫学分会副主委、浙江省医师协会副会长、浙江省中西医结合学会副会长。入选科技部"中青年科技创新领军人才"、国家百千万工程人才、"有突出贡献中青年专家"。国务院政府特殊津贴获得者，国家重点研发计划首席科学家。牵头承担了国家重点研发计划、国家科技支撑计划等多项国家重大项目，发表学术论文 100 余篇（SCI 收录 50 余篇），主编著作 3 部。获发明专利 6 项、国家级奖 2 项、省部级奖 5 项。

副主编简介

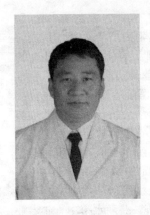

闫凤武 副主任医师。浙江省心理咨询与心理治疗行业协会人际心理治疗专业委员会委员、丽水市心理卫生协会常务理事、丽水市第二人民医院心理咨询中心主任。从事精神医学、心理治疗教学与临床工作20余年，曾在上海心理咨询中心接受精神分析及家庭治疗的培训，擅长以精神分析理论为基础的个体治疗、家庭治疗。主持和参与多项省级和市级课题。参与编写卫生部"十二五"规划应用心理学专业教材《神经心理学》；卫生部"十一五"规划本科精神医学专业教材《司法精神病学》。在省级和国家级杂志发表论文10余篇。

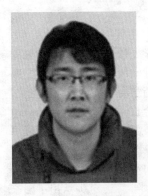

张　岩 副主任医师，国家中级心理治疗师。担任丽水市第二人民医院质控处处长，兼任浙江省预防医学会双相障碍学组委员、丽水市医学会精神医学分会委员、丽水市中西医结合学会精神医学分会会员、丽水市红十字心理救援队副队长、丽水市12320心理咨询热线特聘心理咨询师。丽水市"138人才工程"第二层次人员，丽水市医坛新秀，连续两次获得浙江省人民政府"11·13"里东救援二等功及遂昌苏村救援二等功。

序言

XU YAN

　　新型冠状病毒肺炎（以下简称"新冠肺炎"）的蔓延，给公众生理、情绪、认知和行为上都带来了危机反应，有一批高度重视并积极践行心理危机干预的专家，在全力有效应对、帮助公众度过危机和获得成长，其迎难而上、敢于担当和共享奉献的精神深深感染了我。面对此次疫情引起的各种焦虑、恐慌、无奈或愤怒，除了从传染病防控的角度来对抗疾病本身以外，公众还需要学习如何处理各种负面情绪。本部著作系这批专家在疫情下开展心理干预的理论和实践的结晶。本书具有以下几个特点。

1. 主题全面，内容丰富

　　本书涉及多个主题，从心理学的角度针对疫情下困扰公众的问题进行分析与解答。主要内容包括：心理危机和心理危机干预，心理援助的必要性，常见的心理援助技术和技巧，新冠肺炎疫情下针对不同人群的心理援助及应激性精神障碍；既关注到了抑郁、精神障碍等敏感问题，也对焦虑、强迫、恐惧、冲动等普遍问题提出了有效的解决方案。从多角度描述，能够使受众对于这些自身所关注的问题有一个全面的了解。文笔朴实易懂，讲述贴近生活，以普通人身上的故事或者困惑问题触发读者的共鸣。

2. 定位准确，符合当下公众心理需求

本书明确受众定位，针对新冠肺炎疫情下公众的痛点、热点问题进行科普宣传与解答。标题多从公众的视角出发，将读者带入情境，使读者产生阅读欲望。心理健康信息的传递不应是死板僵硬的知识灌输，也不应是自上而下的说服教导。本书做到了在平等交流、平等对话中达到读者与编者双方的情感交融，以此实现信息的有效传播。在当前疫情下正确且有效地传播心理健康知识，不仅能在很大程度上改善受众的心理健康行为，对疫情防控工作也具有积极的作用。

3. 专业性与通俗性相结合

本书特别注意贴近读者的日常生活经验，突出内容的实用性，将专业理论知识与受众的生活经验联系起来，使受众在了解自身行为背后深层次心理原因的同时，也获得了相应的解决办法；对疫情期间常见的情绪困惑进行分析，既说明了常见情绪困惑的类型和影响因素，也告知读者如果自身出现情绪困惑或者遇到"情绪困惑者"时应该怎么做。这种专业性和通俗性兼具的特色使读者既能达到获取知识的目的，也有助于解决自身问题。

4. 理论性和实践性相结合

既往参与灾后心理援助的主力队伍,大多是习惯在诊室里进行心理咨询与心理治疗的"心理医生"。他们往往是在求助者预约—挂号—缴费以后,以专家的姿态在诊室里被动等候求助者的"来访",期待为求助者提供权威的、专业的评估、诊断、分析与修通。新冠肺炎疫情牵动着全国人民的心,疫情关乎每一个人的健康,此刻大多数人可能正在经历着担心、害怕、恐慌、难过、无助、委屈、内疚、愤怒等消极的情绪。本书编者充分意识到,开展援助工作除了被动等待来诊者,同时也要在公众内心的基本平衡被打破时主动提供心理援助。编者在疫情下针对不同人群出现心理问题的干预实践中形成本书,做到了理论和实际的结合,难能可贵。

因此,我诚挚地向大家推荐这本书,希望它能够随着三月的春风,给各位带来心灵的抚慰和温暖。

于 欣

北京大学精神卫生研究所教授

温州医科大学精神医学学院院长

2020 年 3 月 2 日于北京

前言

QIAN YAN

当我们面对新冠肺炎疫情，每天充满担忧和焦虑时，身体也在同步做出相应的反应。你注意到了吗？电视、新闻、各种媒体时刻更新的疫情进展，确诊人数、疑似人数、出院人数、死亡人数。我们的目光和思绪也不断地被拉到这上面来，心中或多或少地充满担心、焦虑甚至恐惧。为了国家和各自的小家，我们主动限制自己的出行和社交。在这样的环境中，公众的压力会普遍升高，不同人群出现了不同程度的心理问题。目前，针对新冠肺炎的健康处方可以概括为西药、中药、运动、营养和心理等。而不同人群都需要心理健康教育，部分人需要心理咨询，特别在新冠肺炎确诊患者治疗中，心理干预起到很大的作用。

在面对危及生命的灾难时，我们都会处在一种应激状态。那么我们该如何智慧应对，平安度过？在一项关于社区居民对心理咨询的认识与需求的调查中，72%的居民认为心理咨询的对象是心理变态、精神病患者，63.4%的居民认为是存在性格缺陷的人；受调查对象尽管知道自己可能需要进行心理咨询，但却不愿寻求心理咨询的帮助，认为去心理咨询就是承认自己是"精神病"，担心自己会被"污名化"或者被他人投以异样的眼光。我们在疫情一线承担心理援助的精神和心理专家也深深感受到，被干预者认为自己与他人不同，存在特定的心理问题，是个需要医治的患者。在心理危机干预中被干预者容易产生心理上的反抗、排斥、压抑等情绪，为社会心理危机干预埋下了隐患。因此，我们组织奋战在新冠肺炎疫情一线，对公共卫生突发事件应对方面有丰富经验的精神和心理专家，结合心理干预工作的实践，编写了这本简洁明了、通俗易懂的心理科普读物，便于公众学习，减轻疫情对公众心理的干扰和可能造成的心理伤害，促进社会和谐稳定。本研究获得浙江省"新型冠状病毒肺炎应急防治"自然科学基金重点资助（项目编号：LEZ20H190001），在此表示真诚感谢！

吴绍长　温成平

2020 年 3 月 1 日

目

MU LU

录

第一章
总　论

第一节　灾难性事件及其分类

一、灾难性事件

灾难性事件一般指自然灾害或人为破坏导致的突发性事件，如洪水、地震、空难、矿难、海难、重大传染性疾病，人为的投毒、纵火、爆炸等，它往往在人们毫无准备的情况下突然发生，难以预料或预测，特别是人为因素造成的危机事件。与事故的定义最大的不同之处在于，灾难性事件会导致大量的人员伤亡或重大经济损失。

二、灾难性事件的特征

（1）突发性：由于受到科技和社会发展水平的限制，人们难以预知灾难性事件发生的准确时间和确切地点，事先难以防范或疏于防范，以致灾难突然发生。

（2）危害性：灾难性事件一旦发生即来势迅猛，影响巨大，在短时间内就会对人类社会产生很大的破坏力，在一定区域内（尤其是在人类密集居住的区域内）造成重大的人员伤亡和财产损失，对社会造成巨大的危害。

（3）冲击性：灾难性事件的发生会对当地的居民产生很大的冲击力，对相邻地区，乃至全国、全世界产生强大的震撼力，因灾难性事件人们取消或推迟预期的生产或生活活动，如工作、旅游、航班等，从而会进一步加重灾区损失。

（4）负面性：灾难性事件会给普通民众的心理带来一定的恐慌、焦虑、不安，给当地的发展带来行政压力和经济负担。

三、灾难性事件的分类

灾难性事件可以分为公共危机事件和个人危机事件两大类。

1. 公共危机事件

（1）自然灾害，如地震等地质灾害、洪涝灾害和台风等。

（2）事故灾害，如交通事故、安全生产事故、火灾、核辐射和环境污染等。

（3）公共卫生事件，如传染病疫情、食物安全、职业危害等严重影响公众健康和生命安全的事件。

（4）社会安全事件，如危及公共安全的刑事事件、恐怖袭击事件、民族宗教事件和经济安全事件等。

2. 个人危机事件

个人危机事件包括自杀、抢劫、性侵害、创业失败而破产、亲友突然死亡、重大疾病等。

四、群体受害者分级

灾难性事件的心理受害人群大致分为五级人群。第一、二级为高危人群，是干预工作的重点，如不进行心理干预，其中部分人员可能出现长期、严重的心理障碍。

（1）一级受害者：指突发性公共危机事件的直接受害者或死难者家属。

（2）二级受害者：指现场目击者或幸存者。

（3）三级受害者：指参与营救与救护的间接受害人员，主要是医生、护士、战士和警察等。

（4）四级受害者：指突发性公共危机事件区域的其他人员，如居民、记者、二级受害者家属等（也包括参加心理援助的心理咨询师、政府官员、学校的学生）。

（5）五级受害者：指通过媒体间接了解突发性公共事件的人（主要是那些心理素质比较差的人）。

举例：新冠肺炎的心理受害人群分级

（1）一级人群：新冠肺炎患者、死者家属。

（2）二级人群：与一级人群有密切联系的个人及其家属，可能有严重的悲哀和内疚反应，需要缓解继发的应激反应；现场医护工作人员。

（3）三级人群：在一线从事抗击新冠肺炎疫情的相关工作人员（后援）或志愿者。

（4）四级人群：新冠肺炎疫区的居民；二级人群的家属；从事报道新冠肺炎疫情的记者；从事新冠肺炎疫情心理援助的心理咨询师；从事抗击新冠肺炎疫情的相关政府工作人员等。

（5）五级人群：通过媒体了解了新冠肺炎疫情而导致心理失控的个体，易感性高，可能表现出心理病态的征象。

第二节　心理危机和心理危机干预

一、心理危机和心理危机干预的定义

心理危机是指由于突然遭受严重灾难、重大生活事件或精神压力，当事人生活状况发生明显的变化，尤其是出现了现有的生活条件和经验难以克服的困难，以致陷于痛苦、不安状态，常伴有焦虑、恐慌、苦恼、绝望、麻木不仁、紧张，以及自主神经症状和行为障碍，甚至产生轻生的意念。

心理危机干预是指针对处在心理危机状态下的个人采取明确有效的措施，使之最终战胜危机，恢复心理平衡，重新适应生活。

二、心理危机的特点

（1）突发性：心理危机常常是出人意料、突如其来的，具有不可控制性。

（2）紧急性：心理危机的出现具有紧急的特征，需要人们紧急应对。

（3）无助性：心理危机的降临，常常使人感到无所适从。而且，危机使人们未来的计划受到威胁和破坏。由于心理自助能力差、社会心理支持系统不完善，危机常常使个体感到无助。

（4）危险性：心理危机之中隐含着危险，这种危险可能影响到人们的正常生活与交往，严重的还可能危及自己和他人的生命。

（5）痛苦性：心理危机在事前、事后给人们带来的体验都是痛苦的，甚至可能涉及个人尊严的丧失。

三、心理危机的分类

（1）正常发展的危机：在正常成长过程中，由于急剧变化或转变所导致的异常反应。如：小孩出生、大学毕业、中年生活改变、退休等。

（2）情境性危机：个人出现的罕见或者超常性事件、在无法遇见和控制时出现的危机。例如，交通事故、被绑架以及亲人意外死亡等。

（3）存在性危机：伴随重要的人生问题的内部冲突和焦虑。例如，生活孤独、人生目的、快乐等。

四、心理危机干预的工作目标

每个人在面对危机时的反应各不相同，有些人反应比较强烈，有些人则反应冷淡，甚至没有任何反应。为了防止有些人出现过激行为，如自杀、自残或攻击行为等，心理危机干预旨在促进当事者多进行交流与沟通，鼓励其充分表达自己的思想和情感，树立自信心和正确的自我评价，提供适当建议，促使问题解决；还要为当事人提供适当医疗的帮助，处理昏厥、情感休克或激惹状态等。

五、心理危机干预的指导原则

（1）与整体救援活动整合在一起，及时调整心理救援的重点，配合整个救灾工作的进行。

（2）以社会稳定为前提工作，不给整体救援工作增加负担，减少次级伤害。

（3）综合应用干预技术。

（4）保护接受干预者的隐私，不随便透露个人信息。

（5）明确心理危机干预是医疗救援中的一部分，并不是万能的。

六、心理危机干预的主要目的

（1）积极预防，及时控制和减缓、减少灾难造成的心理及社会影响。

（2）促进灾后心理健康重建。

（3）维护社会稳定，保障公众心理健康。

七、心理危机干预的流程

（1）启动工作团队。

（2）危机事件管理。

（3）受害人群分级分组。

（4）高危人群筛查。

（5）心理危机干预方案设置。

（6）心理危机干预方案实施。

（7）总结与督导。

八、心理干预者的素质

心理危机干预是一项专业性和实践性很强的工作，是对心理咨询师的巨大挑战，与一般心理咨询服务比较，心理危机干预对人员的专业素质要求更高。心理危机干预需要综合应用教育、评估、心理疏导、支持性心理治疗、认知矫正、放松训练、紧急事件晤谈、个别治疗、快速眼动、催眠和正念等方法。

第三节　疫情下心理援助的必要性

人类社会发展到今天,可以说经历了无数灾难。灾难的无情"光顾",令人防不胜防,让人措手不及,地震、海啸、疫情、龙卷风、暴雨、洪水、大火和泥石流等自然灾害,以及战争、空难等不幸事件,都对人类造成巨大的损失。灾难对人类及人类社会的影响主要表现在:人员的损害和伤亡、物质财富的损失以及社会功能的失调。此次新冠肺炎疫情,就给中国及其他世界各地带来了非常巨大的负面影响。

一、疫情的危害

首先,疫情危害人类的生命和健康。第一步危害的是人的生命和身体健康,进而对人造成精神打击,影响身心健康。人是社会的主体,也是最容易受到伤害的成员。这次疫情造成的人口伤亡,有的是由疫情直接造成的,有的则是由疫情间接造成的,如救援途中出意外等。

其次,疫情造成物质财富的损失。疫情期间,被迫停工、停产、停销的企事业单位及个人,都在不同程度上遭受了损失。

第三,疫情引起社会功能的失调。疫情给疫区居民的经济活动和社会生活带来了不利影响,物质生产活动和社会生活受到妨碍与破坏,轻则降低生活质量,重则危及生存,以致酿成社会不满和冲突。

二、心理援助的概念

心理援助也称心理救助或心理危机干预。心理危机是与正常状态相比较而言的一种状态。在正常状态下,人们内心维持在一种相对稳定的状态,保持自身与环境的平衡、协调。在这一过程中我们努力去把握一些规律性的现象,从而使生活变得可以控制和预料。但是当发生重大突发事件或变化时,这些规律都被打破了,生活一下子陷入了混乱,个体遇到了难以解决的困难,生活是可以被控制的错觉打破,随后出现了无所适从,甚至是思维和行为的紊乱,即进入了一种失衡状态,这就是心理危机状态。那些由于生活中发生了较为严重的伤害事件所引起的当事人心理甚至生理的不正常状态,就是所谓的心理创伤,也称精神创伤。

这种不正常的状态可能比较轻微,经过一段时间(通常是三个月之内)就可以自动痊愈。人为什么会自动痊愈呢?这是因为人具有一种称为"心理韧性"的品质。心理韧性差的人如果没有得到及时的心理援助,就会出现心理创伤。有些心理创伤经过治疗会好转,也有些心理创伤的影响会延续较长时间,甚至有的人终身不能痊愈。伤害性事件所引起的较为严重的心理创伤,在心理学和精神科的分类中称为"创伤后应激障碍"(简称"PTSD")。根据国内外52项相关研究,人群经历各种灾难后,心理障碍的发生率平均增加17%。除创伤后应激障碍外,最常发生的还有抑郁障碍和其他焦虑障碍。据估计,受灾人群中,发生酒精依赖的占35.5%,发生药物依赖的占2.9%。灾难还导致受灾地区的自杀率明显上升。

心理援助就是要防止出现心理创伤或创伤后应激障碍,即对处在心理危机状态下的人采取明确有效的措施,从心理层面上解决迫在眉睫的危机,使当事人可能发生的心理障碍或精神症状得到立刻缓解和持久消失,心理功能恢复到危机发生前的水平,并从中获得新的应对技能。

三、疫情下心理援助的对象

心理援助的一级人群就是危机事件的亲历者、幸存者以及受难者家属等。此次新冠肺炎疫情中心理援助的一级人群主要包括正在接受救治的患者、肺炎死亡者家属等。

在天灾人祸面前，人类的力量显得渺小。当疫情暴发时，每个人都难以预料下一步会发生什么，什么时候会结束。每一位当事者都可能在某些时刻被动卷入危机之中。除了疫情的直接受害者，那些参与救援工作的医护人员、士兵、政府工作人员、深入灾区报道的记者等，也可能成为受害者。他们每天要面对那些遭遇不幸的人，目睹他们的惨状，而且自己也有很大的被传染的风险。有以下几类人群容易超出自身心理和情绪的耐受限度，从而出现心理异常。

1. 一线医护人员

医护工作者在救治患者的过程中，不断要面对痛苦的场面，每天都要接触大量的疑似、轻重症肺炎患者，因而他们成了替代性创伤的主要人群。多数医务工作者在长期高负荷的工作中易出现过度疲劳，并伴有失眠、食欲下降、身体不适等应激反应；还有的医务工作者由于不能有效救治伤员，出现自责、忧伤、焦虑等情绪；而且心理负荷过重，还会引起免疫力下降，增加被感染的风险。

2. 一线救援官兵

包括解放军、警察、武警等，他们也是心理问题发生的高危人群。一方面，在救援工作中，他们是人民的子弟兵，要尽自己最大的努力帮助人民群众。在一切为了人民利益的军人角色的无形压力下，他们不断挑战生命极限，心理上也面临残酷的挑战；否则，他们就认为自己辜负了党和人民的信任，也对不起自己的职业。另一方面，他们又是普通人，与常人一样也会在危机事件中出现紧张、恐惧、悲痛等情绪。因为这两个角色经常发生冲突,致使他们身心疲惫,心理问题时有发生。高强度的救援工作,使他们极易出现失眠、内疚、自责等负面情绪,需要及时给予他们心理援助,减轻其心理压力。

3. 志愿者和政府工作人员

疫情期间的志愿者,常是指自发组织灾难救助的民间力量,或是帮助运送物资和防护用品的个人。一方面,他们充满爱心,有强烈的助人愿望;另一方面,他们对自己的救援工作有较高的期望,所以承担一定的压力。他们在工作中,常常会接触疫区的相关医疗人员,当自己没能力达到理想的救援目标时,他们常会出现无奈、内疚、自责之感。而政府工作人员在具体推行工作计划时,一方面要严格完成防控任务;另一方面也有作为一个普通人的疲倦,有时也会出现急躁易怒的心理。在这种情况下,有些人会采取压抑自己的方法,更加努力工作,一直处于亢奋状态。那些进行现场指挥的各级领导、基层干部等政府工作者正是情绪枯竭的易发人群。他们不分昼夜地工作,工作与家庭的冲突经常发生,心理健康状况也受到极大的影响。

4. 媒体工作者

媒体工作者为了报道一线的新闻信息走访多个渠道,为全国人民及时提供各种疫情治疗的真实情况,在救援过程中发挥了重要作用。为了了解真实有效的救援情况,媒体工作者要亲临现场,进行高强度的工作,他们白天采访,晚上还要撰写稿件、编辑文字图像等,所以,各种各样的创伤心理反应,如闪回、焦虑、抑郁和饮食、睡眠障碍等时有发生。有的记者因不能直接进行救援而怀疑自己的职业价值,也有的记者对自己的工作目标期望过高出现严重的焦虑情绪。

5. 心理援助者

心理援助者在危机发生后,有的直接在一线为住院患者、隔离患者及救援人员提供心理援助,有的对返回的救援人员或大众进行心理干预。这些心理援助人员由于承担了大量的心理援助工作而压力过大,结果造成心理能量的匮乏,心力交瘁、疲惫不堪的现象屡见不鲜。

6. 受到媒体影响的民众

疫情发生后,媒体传递了许多疫情发展的信息,鼓舞了广大民众,增加了大家抗疫的信心。但是无法外出、过度关心疫情动态的普通人群还是会产生焦虑过度。一些民众出现诸多负面反应,不能看报纸、电视,只要看到患者死亡、医护人员殉职、警务人员牺牲等场景就会心烦意乱、悲痛欲绝;白天坐立不安,晚上睡眠困难;还会出现焦虑、急躁、愤怒和抑郁等情绪,心理受到巨大的冲击,也会产生不同程度的心理创伤。

四、疫情下心理援助的意义

在疫情影响下,不同群体、不同时间序列中不同人的心理特点、规律具有差异性。针对不同人群进行心理援助的必要性在于以下几个方面:

(1) 危机事件对人的心理造成巨大影响,打破了心理平衡,心理援助就是要帮助人们恢复心理平衡。

(2) 危机事件引起人生存状态的急剧变动,对人的心理冲击非常大。心理援助可以帮助受害者有效缓解负面情绪,减少或预防心理创伤。

(3) 开展心理援助对于受害者的心理重建、善后事宜的处理,乃至灾害后的社会整合具有重要意义。

第四节　心理援助阶段及各阶段工作要点

一、第一阶段：个体习惯性应对策略

当个体意识到自己原先的生活发生突然性的变化或者即将发生变化时，个体原来内心的基本平衡就会被打破，具体表现为个体的警觉性提高、紧张情绪产生。为了重新获取内心的基本平衡，个体会试图用从前习惯性的策略来应对。这一阶段的个体往往不会有求助行为，有的还会讨厌其他人过于"热情"地指手画脚。

二、第二阶段：重点处理紧张焦虑情绪

个体经过努力和尝试，发现自己原先惯用的应对方法无法奏效，焦虑情绪加重。为了减轻焦虑，个体试图寻找新的方法。但因为个体处于高度焦虑状态，往往很难冷静思考，使用的方法也难以对自身有所助益。这一阶段，个体开始有了求助动机，心理咨询师应将干预重点放在帮助个体处理紧张焦虑的情绪，并告知其问题总是可以解决的。

三、第三阶段：阻止无效荒唐行为

尝试了很多方法都无法奏效后，个体内心的焦虑紧张会继续增加，同时他也会继续寻求新的解决办法。这一阶段，个体的求助动机最强，求助信号的释放往往不分时间、地点、场合和对象，甚至会尝试那些诸如烧香拜佛、占卜算卦等自己过去都会认为非常荒唐的方法。而且个体在这一阶段最容易受到他人的影响和暗示，心理咨询师对此阶段的求助者影响应该最大。在这一阶段，个体

因为情绪不能得到缓解，往往找寻一些异乎寻常的行为来降低自己的焦虑，但这些行为又都是无效的，可能还会损害身体健康，增加紧张程度和挫折感，并降低自我评价，比如酗酒、熬夜等。心理咨询师面对此种情况，首先应该帮助个体停止这些无效的行为，并同他一起寻找解决问题的办法。特别要强调的是心理咨询师只有坚持了助人自助的原则，才可能真正帮助到求助者。

四、第四阶段：交谈和帮助学习有效的解决方法

如果经历了前三个阶段仍未能有效解决问题，个体很容易产生习得性无助。个体会对自己失去信心，觉得没有希望，甚至对生命的意义产生怀疑。很多个体在这一阶段表现出自杀倾向，希望死亡能够帮助他们摆脱痛苦和困境。而且在这种巨大的心理压力的冲击下，可能会触发那些从未完全解决且被深层掩盖于内心的矛盾冲突，有的个体则可能出现精神崩溃或人格解体。处于这一阶段的个体特别需要外界的帮助来度过危机，这种帮助可能来自家人、朋友或是心理援助的专业人员。在这一阶段心理咨询师主要可以从以下两方面来做工作：① 帮助个体进行情绪宣泄，通过交谈加深个体对自身处境和内心情感体验的理解，使个体在交谈中恢复自信；② 心理咨询师以参谋的形象出现，帮助个体学习实质性、建设性的解决问题的方法。

第五节　常见的心理援助技术和技巧

一、稳定化技术

灾难发生后，直接或间接灾难接触者会因为创伤经历出现焦

虑、惊恐发作、闪回、抑郁甚至是短暂的精神病性症状等状态。在这种情况下,心理干预者要指导受助者学会与创伤感受和创伤回忆保持适当距离,增强自我修复功能,帮助受助者在内心创伤和积极体验中找到平衡点,达到身心稳定的状态。

(一) 技术要点

(1) 运用倾听、理解、积极关注、共情、支持等技巧与受助者接触,建立关系,尝试将受助者的注意力集中在援助者和心理辅导上,而不是去关注自己内心正在发生的激烈动荡。

(2) 请受助者简要地叙述当前的内心体验,引导受助者关注当前的外部环境。

(3) 让受助者将注意力集中在呼吸和其他放松方法上。

(4) 提醒受助者此时正处在安全的环境中。

(5) 在运用稳定化技术的过程中,受助者有时会突然出现不愉快的记忆,这些都是干预过程的一部分,不能说明受助者现在具有任何病证。

(二) 基本方法

常用的稳定化技术分为安抚技术和分离技术。安抚技术可增强受助者的安全感或自我力量,包括安全岛技术和内在智者技术等;分离技术可使受灾人员保持与创伤经历的距离,包括保险箱、屏幕技术等。

1. 安全岛技术

安全岛技术是稳定化技术中最常见的一种。它是一种用想象法改善自己情绪的心理学技术。当压力造成负面情绪时,找到一个仿佛是世外桃源的地方暂避一时。这个地方我们称为"安全岛",是受助者自己感觉最安全、最舒适的地方,可以在受助者的内心深处,也可以是受助者曾经到过的地方,甚至可以是任何一个受助者能想象的地方,完全由他自己构建营造,没有人能够打扰。灾难后受助者可以不断回想自己深处安全岛时的心情,想象自己并没有经历痛苦,而是身处在一个保护性的、充满爱意的、安全的地方。通过这样的方式,受助者的焦虑、恐惧及抑郁等情绪可以得到一定程度的舒缓。

1) 程序

(1) 一般性准备,解释原理及操作步骤。

(2) 肌肉放松训练。

(3) 安全岛想象训练。

注意事项:援助者一定要确认受助者是否已进入放松状态,任何的疑惑都会使受助者敏感的神经立刻绷紧。在使用引导词时,援助者的描述越详细越好。

2) 指导语范例

亲爱的朋友,现在,请你在内心世界里找一找,有没有一个安全的地方。在这个地方,你能够感受到绝对的安全和舒适。它应该在你的想象世界里,可能它就在你附近,也可能它离你很远,无论它在这个世界或这个宇宙的什么地方,这个地方只有你一个人能够造访,你也可以随时离开。

如果你想要的话,也可以带上一些你需要的东西陪伴你。比如,友善的、可爱的、可以为你提供帮助的东西。你可以给这个地方设置一个界限,让你能够单独决定哪些有用的东西允许被带进来。但注意那是一些东西,而不是某些人。真实的人不能被带到这里来。别着急,慢慢考虑,找一找这么一个神奇、安全、惬意的地方。

或许你看见某个画面，或许你感觉到了什么，或许你首先只是在想着这么一个地方。让它出现，无论出现的是什么，就是它啦。如果在你寻找这个地方的过程中，出现了不舒服的画面或者感受，别太在意这些，而是告诉自己，现在你只是想发现好的、属于你内心的画面，处理不舒服的感受可以等到下次再说。现在，你只是想找一个只有美好、使你感到舒服、有利于你康复的地方。你可以肯定，肯定有一个这样的地方，你只需要花一点时间，有一点耐心。有时候，要找一个这样的地方有些困难，因为还缺少一些有用的东西。但你要知道，为找到和装备你的安全岛，你可以动用一切你能想到的工具。比如，交通工具、日用工具、各种材料，当然还可以使用魔法。总之，一切有用的东西你都可以动用，也有能力动用。

当你到达了自己内心的安全岛，请你环顾左右，看看这里是否真的能让你感到非常舒服和安全，是不是确实是一个可以让自己完全放松的地方。请你用自己的心智检查一下。有一点非常重要，那就是你应该感到完全放松、绝对安全和非常惬意。请把你的安全岛规划成那个样子。请你仔细环顾你的安全岛，仔细看看岛上的一切，所有的细节。你的眼睛看到了什么？你所见到的东西让你感到舒服吗？如果是，就留在那里；如果不是，就变换一下或让它消失，直到你真的觉得很舒服为止。你能听见什么吗？你感到舒服吗？如果是，就留在那里；如果不是，就变换一下，直到你的耳朵真的觉得很舒服为止。那里的气温是不是很适宜？如果是，那就这样；如果不是，就调整一下气温，直到你真的觉得很舒服为止。你能不能闻到什么气味？舒服吗？如果是，就保留原样；如果不是，就变换一下，直到你真的觉得很舒服为止。如果你在这个只属于你自己的地方还是不能感到非常安全和惬意的话，还应该做哪些调整？请仔细观察，看看这里还需要些什么，能使你感到更加安全和舒适。

把你的小岛装备好了以后,请你仔细体会,你的身体在这样一个安全的地方,都有哪些感受? 你看见了什么? 你听见了什么? 你闻到了什么? 你的皮肤感觉到了什么? 你的肌肉有什么感觉? 呼吸怎么样? 腹部感觉怎么样? 请你尽量仔细地体会现在的感受,这样你就知道,到安全岛的感受是什么样的。

如果你在你的小岛上感觉到绝对的安全,就请你用自己的躯体设计一个特殊的姿势或动作。以后,只要你一摆出这个姿势或者一做这个动作,它就能帮你在想象中迅速地回到这个安全岛来,并且感到舒适。比如,你可以握拳,或者把手摊开。请你做这个姿势或动作,全身心地体会一下,在这个安全岛的感受有多么美好。现在,撤掉你的这个姿势或动作,平静一下,慢慢地睁开眼睛,回到自己所在的房间,回到现实世界中。

2. 内在智者技术

内在智者技术也是稳定化技术中的一种。内在智者技术努力使受助者构建内心积极的力量,提升其安全感和控制感,这种力量可以用一个人或一个物体来代表。内在智者技术的操作方法是让受助者设想一个充满无穷力量的人物或物件,只要想到他(它),受助者就变得强大,就没有恐惧;同时设计一个只有受助者自己知道的肢体动作来代表他的"内在智者",在以后的日子里,每当求助者有意识或者无意识地感到需要的时候,只要他一做这个动作,他的"内在智者"就会立即出来帮助他,给他力量,解决一切问题,让其感到安全,充满控制感。

1) 程序

(1) 一般性准备,解释原理及操作步骤。

（2）肌肉放松训练。

（3）内在智者想象训练。

注意事项：在操作过程中，援助者要尽力做到让受助者完全相信"内在智者"的力量，并相信"内在智者"在任何时候都会无条件帮助自己。

2）指导语范例

请把注意力从外部转向你的内部，仔细观察一下自己丰富的内心世界。

现在，请你和你自己的内在智者这一部分建立起联系，这听起来似乎有些玄乎，但你与自己的内在智者一定打过交道，或许你只是没这么叫过它。

内在智者只有当你的注意力非常集中的时候，才会显现。它能客观地观察和评论此时此刻正在发生的事情。可以说，内在的第三者是一个不会撒谎的裁判，它会告诉你什么是对的、什么是好的、什么是真的。如果暂时想不到，你可以回想一下，是否曾经在做完某件事情之后，就会懊悔地想："天呐，我刚才都做了些什么！"这些都是内在智者发出的声音。

内在智者可以是人，也可以是物，它永远都在你心里。当你需要的时候，它就会全力帮助你。

请让所有的感觉自由地延伸，看看你的内在智者是什么样子。你听到了什么？感觉到了什么？请开启你所有的感官，让它自由地出现，然后留住它。

如果有什么不舒服的东西出现，请告诉它们，它们是不受欢迎的，然后把它们送走，你现在只想遇见有用的东西。对于其他东西，只有在你想跟它们打交道的时候，它们才可以出现。（在个别治疗时,如果你想告诉我一些关于你内在智者的事情,那你可以立即告诉我;如果你想保留自己的经验,也可以。)

如果你能建立这种关系,就可以让这位智者为你提供一些建议和帮助。请你想一想,你有哪些重要的问题要问它,或者想请它提供哪些帮助或支持。

请把你的问题或要求提得更加明确清楚一些,不要对它作出太多的评价。

如果你已经通过内在智者得到一些答案,请你对它表示感谢。

你也可以设想,经常请这位内在智者来到自己身边;你也可以请求它,经常陪伴在你身边。

如果你希望,但到现在还没有和你的内在智者建立联系,就请你常常做这个练习。总有一天,这种联系会建立起来。

现在,请你集中自己的注意力,回到这间房子里来。

3. 保险箱技术

保险箱技术是稳定化技术中的一种。保险箱技术是将创伤后的各种反应"打包封存",放进"保险箱",待以后逐步处理,以减少当下创伤带给受助者的痛苦。主要是让受助者为自己设计一个只属于其本人的"保险箱",请受助者打开箱子,把所有给他带来压力的东西全部装进去关好门,把钥匙收好,再将保险箱放到一个他认为合适的地方,平时所有人都碰不到它(包括受助者自己),但当受助者愿意和援助者一起来看里面的东西时,就能把它找出来,并可以再次对它进行处理。

1) 程序

(1) 一般性准备,解释原理及操作步骤。

(2) 肌肉放松训练。

（3）保险箱想象训练。

注意事项：对保险箱、为保险箱配置的锁及其钥匙的描述越细越好，包括大小、形状、质地及颜色等。

2）指导语范例

请想象在你面前有一个保险箱，或者某个类似的东西。现在请你仔细观察这个保险箱：它有多大（长×宽×高）？它是用什么材料做的？是什么颜色的（外面的或里面的）？壁有多厚？这个保险箱分了格还是没分格？箱门好不好打开？关箱门的时候有没有声音？你会怎么关它的门？钥匙是什么样的？

（必要时可以帮助对方想象：锁可以是密码数字式的、挂锁式的、转盘式的，也可以是同时有多种式样的。年轻人或是对技术感兴趣的求助者，应该允许他们对"新型"的锁具开展想象，如遥控式的或通过电脑操纵的锁。）

试着关一关保险箱，你觉得它是否绝对牢靠？如果不是，请试着把它改装到你觉得百分之百可靠。然后你可以再检查一下，看看所选的材料是否正确，壁是否足够结实，锁是否足够安全。

现在请你打开保险箱，把所有给你带来压力的东西统统装进去。

（有些当事人一点都不费事，有些则需要帮助，因为他们不知道如何把感觉、可怕的画面等东西装进保险箱。此时，援助者应帮助求助者把心理负担"物质化"，使他们不费多大力气就能将心理负担放进保险箱。）例如：

感觉（如对死亡的恐惧）及躯体不适（如疼痛）：给这种感觉/躯体不适设定一个外形（如巨人、章鱼、乌云、火球等），尽量使之变小，然后把它们放进一个小盒子或类似的容器，再锁进保险箱里。

念头：在想象中，将某种念头写在一张纸条上（如使用某种看不见的神奇墨水写字,只有某种特殊的东西才能使之显现),将纸条放进信封封好。

图片:激发与图片有关的想象,必要时可以将之缩小、去除颜色、使之泛黄等,然后装进信封,再放进保险箱。

内在电影:将相关内容设想为一部电影录像带,必要时将之缩小,去除颜色,倒回到开始的地方,再把录像带放进保险箱。

声音:想象把相关的声音录制在磁带上,将音量调低,倒回到开始处,再把磁带放进保险箱。

气味:如将气味吸进一个瓶子,用软木塞塞好,再放进保险箱。

锁好保险箱的门,想想看,你想把钥匙(根据不同类型的锁,钥匙可能是写有密码数字的纸条、遥控器等)藏在哪儿。

请把保险箱放到你认为合适的地方,这地方不应该离你太近,又应该在你目力所及的范围内。你想去的时候就可以去。原则上,所有的地方都是可以去的。比如,你可以把保险箱发射到某个陌生的星球,或让它沉入海底等。但有一点很重要,就是你事先要考虑清楚,怎样才能再次找到自己的保险箱(愿意的话,你可以考虑使用魔法或任何特殊的工具)。

如果完成了,就请你集中自己的注意力,回到这间房子里来。

二、放松训练

创伤事件容易引起当事者的焦虑和恐惧,亦可造成其躯体的紧张与不适。而放松训练是一种让受助者从紧张状态松弛下来的练习过程。放松训练的直接目的是使肌肉放松,最终目的是使整个机体活动水平降低,调整受助者因压力事件及创伤性事件等造成的生理心理功能失调,达到心理上的松弛,从而使机体保持内环境的平衡与稳定。放松训练的基本种类有呼吸放松训练、肌肉放松训练、想象放松训练三种。

1. 呼吸放松训练

1）准备工作（请来访者选择最舒适的姿势）

（1）坐姿：坐在椅子上，身体挺拔，腹部微微收缩，双脚着地，双目微闭。

（2）卧姿：平躺在床上或沙发上，双脚伸直并拢，双手自然伸直，放在身体两侧，双目微闭。

（3）站姿：双脚与肩同宽，双手自然下垂，双目微闭。

2）步骤

（1）把注意力集中在腹部肚脐下方，用鼻子慢慢吸气，想象好像空气从口腔沿着气管到肺部，腹部随着吸入的气不断增加而慢慢鼓起。

（2）吸足气后稍微停顿一下，不要马上呼出，以便氧气与血管里的浊气进行交换。

（3）当你呼气的时候，想象空气好像从你的鼻腔或口腔慢慢流出而不是突然呼出。是否通过鼻腔或口腔呼吸并不重要，只要让呼吸保持平稳就行。

在受助者感到特别紧张焦虑、喘息胸闷、呼吸浅促（主要是胸式呼吸）时，可以引导受助者练习腹式呼吸，以便快速实现放松。

3）指导语范例

亲爱的朋友，在你感觉有压力的时候，请试着调整呼吸，将手放于腹部，想象自己腹内有一个气球，从1数到5，慢慢地用鼻子吸气，让腹部用力，想象腹内的气球随着呼吸慢慢变大，感受腹部慢慢隆起。然后，屏气一会儿，再专注地慢慢呼气，呼气时间越长越好，让腹部慢慢回缩。吸气时，想象空气中的氧气等能量物吸入体内;呼气时,想象体内的二氧化碳等废弃物排出体外。如此重复上述动作,约 10 分钟。

2. 肌肉放松训练

肌肉放松训练通过让人有意识地去感觉主要肌肉群的紧张和放松,从而达到放松的目的,分为被动式肌肉渐进放松训练和主动式肌肉渐进放松训练两种。

1) 训练程序

(1) 准备工作:选择一个舒服的姿势,可以靠在沙发上或躺在床上。使受助者放松,毫无紧张感。环境要保持安静,光线柔和,尽量减少无关刺激,以保证放松练习的顺利进行。

(2) 放松顺序:手臂部→头部→躯干部→腿部。

可对此顺序进行调整,援助者可根据情况下达放松指令。援助者教受助者放松时可做两遍,第一遍援助者边示范边带受助者做,第二遍由援助者发指令,受助者跟随援助者指令练习。

2) 主动式肌肉渐进放松训练指导语范例

握紧双拳⋯⋯保持住,体会一下紧张的感觉,好,放松,尽量放松,仔细体会双手放松的感觉。

现在请皱起眉头,紧闭双眼,感觉这种紧张通过了额头和双眼,好,现在放松,继续放松。

现在嘴唇紧闭,用力咬牙,保持住⋯⋯好,现在放松。

双肩使劲向上耸起⋯⋯保持住,放松,仔细体会肩部放松的感觉。

现在将双臂弯曲,肌肉拉紧,保持住⋯⋯放松。

现在伸直你的双腿,脚尖上翘,使小腿的肌肉拉紧,保持住这样的姿势,好,放松。

现在伸直你的双腿,将脚掌使劲往下压,让大腿和小腿都绷得很紧,保持,好,放松。

体会全部紧张后又全部放松的感觉,现在深呼吸,活动一下颈部、手腕、各个关节,慢慢睁开双眼。

3)被动式肌肉渐进放松训练指导语范例

想象有一束阳光照在你的身上,你全身暖洋洋的,非常放松、舒服。

温暖的阳光照在你的头顶,整个头部都特别放松,越来越放松了。这般暖流通过头顶,流经额头、双眼、鼻子、嘴巴,使你紧锁的双眉舒展开了,仔细体验面部放松的感觉,暖流继续流向你的颈部、颈椎……流经你的肩膀、双臂,你觉得越来越放松,呼吸越来越平稳。

这时候,温暖的感觉到你的前胸、后背,整个前胸后背的肌肉都特别放松,心胸都特别宽广。

现在,请把注意力集中在你的大腿上,温暖的光照在这里,大腿上每一块肌肉都特别放松、特别舒适。

慢慢地,暖流流向你的小腿、脚踝、脚掌心、脚趾间,体会一下温暖放松的感觉。

现在,你的全身特别放松、特别舒适,仔细体会全身放松的感觉。

3. 想象放松训练

请受助者找出一个曾经给自己带来最愉悦感觉的、有着美好回忆的场景,可以是海边、草原、高山等,用自己的多个感觉通道(视觉、听觉、触觉、嗅觉和运动觉)去感受、回忆。

1）步骤

（1）援助者用语言暗示某个场景，受助者按照指示的方向自由联想。若受助者没有按照援助者指示的方向联想，这时候援助者要跟随受助者的想象方向。

（2）训练过程中，受助者会报告自己想象的内容，援助者的任务就是按照受助者想象的内容来深化和推动受助者的想象。

（3）适当地询问受助者想象的细节，细节越丰富，意味着受助者进入想象的世界中越深入。同时还要恰当地询问受助者内心的情绪感受和躯体感受。

2）指导语范例

轻轻地闭上眼睛，我们先来做深呼吸，随着每一次的呼吸你会越来越放松，越来越放松。现在想象一下你正站在属于你自己的美丽花园中，你感觉非常放松、平静。在这里，每件东西都沉浸在柔和的阳光里。你看到许多色彩缤纷的蝴蝶在空中飞舞，还有散发着香气的花朵在随微风轻轻摆动。在你的花园里，一切都是那么美好。你可以躺在草地上，阳光照得你全身暖洋洋的，你的整个身体都特别放松，心胸特别宽广。现在，让自己全身心地去体验这样舒适的感觉！

4. 注意事项

（1）在进行放松训练时，首先要让受助者感觉舒适安全。

（2）援助者语速、语调要平稳、流畅和温柔。

（3）放松训练结束时注意不要让受助者突然清醒和睁开眼睛，要注意逐步唤醒。

（4）指导用语的使用遵循简单、重复和可预期原则。语言尽量简单,这样可以让受助者的注意力从援助者的语言上转移到对自身躯体的感受上,反复使用同样的词语,受助者很快可以预知援助者接下来要说什么,这样的预期性可以让受助者获得安全感。

(5) 对于经历创伤事件后不久、情绪还没有稳定下来、处于应激反应期的受助者,不建议使用想象放松,他们通常在理性状态中还能够自行控制情绪,但是一旦进入意识转换状态后很可能发生情绪失控,容易遭受二次伤害。

三、催眠治疗技术

催眠疗法是指用催眠的方法使受助者的意识范围变得极度狭窄,通过言语暗示或催眠术使患者处于类似睡眠的状态(催眠状态),然后进行暗示或精神分析来治病的一种心理治疗方法。受助者所具有的可暗示性,以及受助者的合作态度和接受治疗的积极性是催眠治疗成功的必要条件,可以帮助受助者增进自我觉察能力,改善睡眠质量,缓解压力和负面情绪,放松身心,提高生活质量。

1. "寻找你的内在力量"技术

"寻找你的内在力量"技术是催眠治疗中常用的技术之一,主要用于深度放松,唤醒深层生命力,整合内在积极心理资源。

指导语范例

亲爱的朋友,现在请你找一个舒适的姿势,放松你的身体,然后慢慢地闭上眼睛,做一次深深的呼吸。也许一部分的你还在紧张忙碌的状态里没能完全停下来,而另外一部分的你已经开始慢慢地跟随我的声音进入到一个非常放松的状态;也许一部分的你还在跟随着你的思维飘向这儿,飘向那儿,而另外一部分的你已经开始专注于我的声音。将注意力放在你的呼吸上。你会发现,当身体安静下来之后,你的心跳开始变得沉稳而有力量,你的肌肉开始慢慢放松,你的身体开始变得轻盈。你已经准备好,跟随我,进入一段神奇的心灵之旅。也许,在今天之前,你并不知道,我们每个人都有不同的部分,而其中有一个非常重要的部分对我们来说极其特殊,这个部分就是我们内在深层的本性,我将其称作"特殊的内在力量"。这部分力量曾经在你的生命中帮助你历经过风雨,让你能够顽强地活下来,绽放属于你的生命光彩,这部分力量帮助你应对生命中的诸多挑战,成就了今天的你,你的内在力量是你内心存在的核心。

接下来,我会给你举些例子,帮你更好地理解你的内在力量,与此同时,你也可以自己去寻找你的内在力量。有些人会觉得自己的内在力量就像阳光一般;有些人则有不同的看法,他们会觉得自己的内在力量是大自然的一棵树、一朵花;还有另一些人会觉得自己的内在力量是生活中(或身边)的一位令人敬重的长辈(或老师),也许是你父母中的一位,或者是祖父母,或者是另外的某个人;也有些人的内在力量不是任何人,而是一种温暖而有力量的感觉。我不知道对你来讲,你的内在力量是什么样子的,但是我相信,此时此刻,你一定会找到属于你自己的内在力量。

现在,我想邀请你用你的身体去感受这种力量,让你的内在力量与你的身体融为一体,在身体的某个地方为内在力量找到一个落脚点,有些人可能是在腹部,有些人可能是在胸部或者背部。当你找到落脚点之后,请把你的内在力量放进你的身体,然后和它们一起,融进你生命的河流中。

我想请你用这个世界的所有时间,去体验并做到刚才的一切,直到我再次和你说话。从今天开始,在外在世界中,无论你身处何地,无论你在做何事,当你需要你的内在力量,你都可以触及它。

那时你会惊喜地发现,在你内心深处流淌的生命河流里,你会多么自信与平静,你会对你的人生和未来,怀有多么乐观积极的态度。你充分地知道,在你深层的内在自我中,有这么一部分内在力量,总是和你在一起。你的内在力量就像是一位你内心的引导者,去引导你内心的方向,去引导你在你的生命中做出新的发现、新的选择。在你未来的某一天,当你回顾自己的人生,会发现,梦想是可以成为现实的,你会感恩现在努力的自己、积极的自己,这样你便会体验到内心的安宁与平静。

请花一点内在的时间,去感谢你的内在力量,感谢它这么多年的陪伴,让你经历人生的风雨,却依然能在这里。去感受一下,此时此刻,你的内在力量浸润在你内在河流中的这种安宁、平静的感觉。

现在,我想让你把这份安宁、平静带回到你的现实生活中,也把这个声音和旋律带回来,它们就可以在你未来的每一天都陪伴着你。

现在,我将开始倒数,5、4、3、2、1,现在,请你慢慢睁开双眼,带着所有美好的感受,回到现在。

2. 催眠减压——吹气球技巧

这是一个容易操作且很有效的压力管理技巧,它适用于有具体应激源的情况。

指导语范例

回忆一个引起你产生压力的场景和事件,注意自己的感受(生气、害怕等)。

现在生动地想象你在吹气球。你手里捧着一个气球,把它吹起来。随着每次呼气,把上述情绪从身体里吹到气球里。

当气球渐渐胀大时,你注意到气球的表面有一幅图像,这幅图像由于气球的球面而有些变形,但你明白它与你的压力来源有关。

随着每次呼吸,你越来越多地释放出那些情绪。同时,气球也变得越来越大,上面的图像愈发变形得严重。

继续把身体的情绪吹出来,直到它们全部进入气球。这时你注意到气球胀得非常大,表面的那幅图像已经彻底变形了。

现在想象自己放开手中的气球,看着它脱手飞射出去,一个筋斗直入云霄,然后落在某个遥远的地方。

做一次深呼吸,现在检查你对那件事情的感觉。在大多数情况下,原先的感觉要么烟消云散了,要么淡化了。

援助者可以很容易利用吹气球技巧,无论受助者是在催眠状态,还是不在催眠状态。看看受助者在吹气球的过程中有没有自然地利用到腹式呼吸。

3. 注意事项

(1) 当进行催眠时,援助者必须集中精神,消除杂念。

(2) 催眠室的光线不宜明亮,以朦胧为宜。空气要流通,室内温度要冬暖夏凉,保持在 $22\sim25℃$,使受助者容易感应催眠。环境要安静,避免喧闹声传入。室内除催眠应用物件外,其余字画装饰品一律不能陈列,以免引起受助者的目光转移,心中产生杂念。初次催眠不能有外人参观,以免分散受助者的注意力,扰乱援助者的精神。

(3) 受助者应被安置在背光线的舒适的椅子上,如需要让受助者仰面睡在床上,或躺在躺椅上,都必须使他身心舒适。援助者不论在受助者前面或后面,均应该站立,高过被催眠者的头 20 cm以上。

(4) 援助者衣着要整齐,仪表要端正,态度要认真严肃,不可轻率大意,不可马虎从事,必须全身心地投入到催眠情景中。

四、自我安抚技术——蝴蝶拍

自我安抚技术——蝴蝶拍是一种寻求和促进心理稳定化,可以帮助受助者增强安全感和积极感受的方法。

操作流程

双臂在胸前交叉,右手在左侧,左手在右侧,轻抱对侧的肩膀。双手轮流轻拍自己的臂膀,左一下、右一下为1轮,轻拍4～6轮为一组。轻拍的节奏较慢,同时慢慢地深呼吸(腹式呼吸)。观察心里和身体内流动的东西(想法、想象、声音、气味、情感和躯体感觉),不要去改变、评判或推开这些东西。可以闭上眼睛或者让眼睛睁开一点,专注于前方。

一组蝴蝶拍后,停下来,深吸一口气,体会感受。可以从日常生活中或既往经历中选择一件或觉得愉快,或有成就感,或感到被关爱,或其他正面体验的事件及积极体验的画面。如果好的感受不断增加,可以继续下一组蝴蝶拍。如果在轻拍的过程中出现负面内容,可以告诉自己:"没事,现在只须留意积极的方面,不好的内容以后再处理。"

结束蝴蝶拍后可以用一个关键词(如温暖、力量、平静等)来代表这个事件,想着这个关键词继续做三组蝴蝶拍。也可根据自我需要,适当增加组数。

五、着陆技术

着陆技术是一种稳定化技术,广泛应用于心理危机干预和创伤治疗中,可以帮助我们把注意力从内在的想法转回到现实世界,从应激事件(如新冠肺炎疫情)上暂时离开。着陆技术犹如一把锚,将你固定在现实世界。

指导语范例

请你舒服地坐着,做一个缓慢的深呼吸。看着你眼前的东西,可以是一个未启用的医用外科口罩,也可以是一瓶免洗消毒喷雾洗手液,不要碰它,用眼睛观察它,它可能有什么不同的表面,花点时间观察它的外形,然后想想它具有的不同的特征。

这个东西的表面看起来是什么样的?是发光的,还是晦暗的?是光滑的,还是粗糙的?是软的,还是硬的?是杂色的,还是纯色的?它看起来还有什么独特之处?花时间继续观察这个东西。

现在把它拿在手里,去触摸它,注意它摸起来的不同感觉。是光滑的,还是粗糙的?是有皱纹的,还是平滑的?是软的,还是硬的?可弯曲的,还是钢硬的?这个东西不同的部分摸起来是一样的吗?温度怎样?有多少重量?它摸起来还有什么别的感觉?

继续用你的视觉和触觉观察这个东西,继续舒适地呼吸。当你开小差时,把自己拉回来。坚持观察,直到你观察到了它的一切特征,感到自己回过神来,回到当下。

六、正念技术

正念技术是指通过不批判的、接纳的、一心一意的自我觉察,让个体慢慢放下焦虑、烦躁、不安和紧张的技术。这里介绍三个容易操作的小方法。

1. 正念静坐

指导语范例

放松地坐在椅子上,身体自然挺直,脚平放于地面,双手自然地放在大腿上或膝盖上,深呼吸。感受双脚和地面接触时的触感,仔细体会大地对双脚的支撑,感受椅子对臀部的触感,仔细体会椅子对身体的支撑,感受脸部和空气的接触,感觉自身和外部空间的联结,感到自身被接纳,被包容。在一呼一吸之间,在一刻接着一刻的觉察中,逐渐安定,感到平衡。

2. 正念冥想——石片落在湖上

指导语范例

找一个安静的地方,用舒服的姿势坐下或躺下。想象在一个天气晴朗的日子,你在一片澄澈的湖边。想象自己是一块小石片,又轻又薄。想象自己被抛向湖面,轻轻地、缓缓地飘过湖水,落到平滑的沙质湖底。

关注点在于:当你飘落时你看到了什么,感觉到了什么。当你抵达湖底时,留意自己的感受;觉察内心的宁静;把注意力停留在自己内心的中心。

3. 正念呼吸放松

指导语范例

首先,找个舒服的姿势坐好。关掉一切干扰声音的来源。让我们来做几个缓慢的深呼吸放松。一只手放在胃部,现在用鼻子慢慢地吸气,用嘴慢慢地呼气,感受胃部随着呼吸起伏,想象你的肚子像气球吸气时充气、呼气时又瘪了下去。想象你所有的焦虑和烦恼都随着呼吸带走了。感觉吸进的气流通过鼻孔,呼气时通过嘴唇。当你呼吸时,留意身体的感觉,体会你的肺被空气充盈,感觉你座位之处承受的体重。随着每一次呼吸,感觉你身体不断地放松。

现在,你继续呼吸,开始数着每一次的呼气,默数就可以了。每数 4 下为一轮。一开始,用鼻子慢慢吸气,嘴呼气,数"1";再来一次,鼻子慢慢吸气,嘴呼气,数"2";重复,鼻子慢慢吸气,嘴呼气,数"3";最后一次,鼻子慢慢吸气,嘴呼气,数"4";然后,又从"1"开始。

当你开始走神,发现自己在想其他事,把自己拉回到呼吸。不要因被干扰而自责,保持缓慢呼吸。你的思绪就像蓝天上飘过的缕缕白云,想象它们缓缓飘过,不要停留,也不要评判。想象肚子像气球一样充满空气,感觉它随着每一次呼吸的起落。继续数数,每次呼气,感觉你的身体越来越放松。

现在,我们慢慢地睁开眼睛,扫视四周,回到现实中来。

第六节　特殊的心理援助技术——VR 心理治疗

一、VR 催眠疗法

通过催眠方法,将人诱导进入一种特殊的意识状态,将医生的言语或动作整合入患者的思维和情感,不但可以放松身心,而且可以用来治疗焦虑、抑郁、恐惧、强迫、癔症、睡眠障碍、性功能障碍、口吃和高血压等。

通过 VR 技术,把催眠疗法融入虚拟现实场景中,将 VR 技术与催眠疗法相结合,称之为"VR 催眠治疗"(VRHT)。它通过其 VR 的沉浸式体验迅速地让受助者把注意力集中于 3D 场景中,并通过言语的引导和暗示,在特有的音乐背景下,受助者的躯体和心理可以很快地进入放松、催眠状态。

用法:推荐每周 3～5 次,6～10 次为一个疗程,可重复使用直到症状缓解、消失。在催眠过程中,或催眠刚刚结束时可以根据受助者的不同情况给予暗示性指令,达到更好的效果。

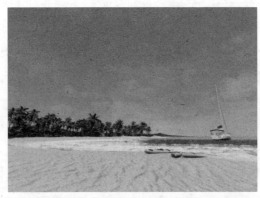

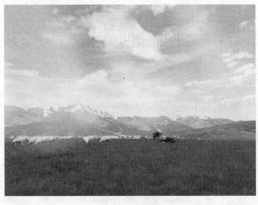

VR 场景示例

1. 技术要点

(1) 对于场景的选择应以放松柔和为主,且避开受助者有明显恐惧情结的元素(如恐高、怕水等)。

(2) 援助者前期需要对受助者的基本情况进行了解和评估后,再选择是否使用该方法作为治疗手段。

(3) 引导受助者将注意力集中在头盔中的视觉场景和听觉指导语上,充分地接纳场景中的内容。

2. 开展程序

(1) 进入治疗前,受助者衣着宽松,提前上好厕所,关闭手机等,做好准备。

(2) 受助者开始时可能比较紧张。援助者应力图让其平静下来,态度和蔼、友善,援助者可以对受助者说:"非常简单,你只要充分放松,按照指导语去做就可以了。你是安全、自由的。"

(3) 让受助者采取舒适的姿势靠在椅背上,双脚平放于地面,双手放在腿上。简单介绍疗法以及设备的使用、佩戴方法。

(4) 在场景播放开始后,除非受助者寻求帮助,否则勿与其进行交谈。场景播放结束后,尽量让受助者自然醒来。

(5) 结束后有些受助者未一下子恢复完全清醒状态,允许其缓缓神。待受助者清醒后与受助者交谈,收集反馈。

二、VR 音乐疗法

音乐疗法是利用乐音、节奏对心理困扰、生理或心理疾病进行治疗的一种方法。其主要机制是:音乐声波的频率和声压会引起人体组织细胞发生和谐共振现象,能使颅腔、胸腔或某一个组织产生共振。这种声波引起的共振现象,会直接影响人的脑电波、心率和呼吸节奏。同时,优美悦耳的音乐环境,可以改善神经系统、心血管系统、内分泌系统和消化系统的功能,促使人体分泌有利于身体健康的生物活性物质,这些生物活性物质可以调节体内血管的流量和神经传导。其中医学共振音乐可以调整脑波产生 α 波,分泌内啡肽,从而消除焦虑、紧张的情绪,增强生命力与活力,使身心达到平衡。

由 VR 技术所构建的音乐治疗方法,与传统的方法相比,能营造逼真的现场感和沉浸感,可以让受助者把注意力集中于 3D 场景中,更好地达到音乐治疗的目的,起到消除焦虑、紧张、抑郁、恐惧情绪,缓解压力的作用;可作为放松治疗的基础处方,常用于开始阶段。

1. 技术要点

(1)古琴音轻柔、舒缓、沉静旷远,聆听可使人由躁入静、渐入忘我之境,有助于促进睡眠。另外,流动、缓慢、宁静的钢琴名曲,亦可帮助个体有效地改善睡眠。

(2)焦虑受助者适合聆听舒适、放松的曲子。

2. 开展程序

(1)进入治疗前,请受助者衣着宽松,提前上好厕所,关闭手机等,做好准备。

(2)让受助者采取舒适的姿势靠在椅背上,双脚平放于地面,双手放在腿上。简单介绍疗法以及设备的使用、佩戴方法。

(3)介绍 VR 音乐治疗的原理和作用,让受助者对此有基本的了解。

(4)受助者开始时可能比较紧张。援助者应力图让其平静下来,态度和蔼、友善,援助者可以对受助者说:"方法非常简单,你只要充分放松,相信你是安全的、自由的。"

(5)在场景播放开始后,勿与受助者交谈。

（6）受助者拿下头显后，要与其进行交谈，以了解受助者对场景和治疗的感受。

三、VR 松弛疗法

松弛治疗或者放松训练是按照一定的练习程序，学习有意识地控制或调节自身的心理生理活动，以达到降低机体唤醒水平，调整那些因紧张、刺激而紊乱的功能，达到心理状态或躯体上（骨骼肌）的放松的一种治疗方法。松弛疗法在身体上可以减慢呼吸和心率、松弛肌肉，在心理上可以改善紧张、焦虑、不安和愤怒等消极情绪，并对伴随上述不良情绪症状的各种神经症，以及心身疾病、神经衰弱、失眠等心理和躯体疾病有一定疗效。

由 VR 技术所构建的松弛治疗方法，与传统的方法相比，能营造逼真的现场感和沉浸感，加上专业的引导语和舒缓的背景音乐，可以更好地达到松弛的目的。焦虑症患者往往有肌肉紧张症状，随着肌肉的松弛，焦虑症状自然会得到缓解。

1. 技术要点

（1）引导受助者在训练中反复练习和习得，以便回家后也能自主运用该方式进行放松。

（2）对于有肌肉紧张或其他躯体反应的受助者效果更好。

2. 开展程序

（1）进入治疗前，请受助者衣着宽松，提前上好厕所，关闭手机等，做好准备。

（2）让受助者采取舒适的姿势靠在椅背上，双脚平放于地面，双手放在腿上。简单介绍场景以及头显的使用、佩戴方法。

（3）介绍 VR 松弛治疗的原理和作用，引导受助者在治疗过程中有意习得这种练习方式，回家之后可实现自主练习。须强调受助者要按照指导语的要求和步骤去做。

（4）受助者开始时可能会比较紧张。援助者应力图让其平静下来，态度和蔼、友善，援助者可以对受助者说："非常简单，你只要充分放松，按照指导语去做就可以了。你是安全的、自由的。"

（5）在场景播放开始后，勿与受助者交谈。

（6）受助者拿下头显后，要与受助者交谈，以了解受助者对场景和治疗的感受。

四、VR 正念疗法

有睡眠或焦虑障碍的受助者往往持有不合理的观念，引发其焦虑不安、恐惧、痛苦等情绪体验，通过对自己不良情绪和不合理观念的觉察和改变，从而缓解不安和焦虑，这就是正念疗法。

正念、冥想等疗法是认知行为疗法的第三浪潮，它强调聚焦当下并全盘接受当下的体验；正念训练能够发展受助者的意识觉知能力，使受助者能够更好地观察自己的情绪、症状以及所伴随的感受和观念，能够与各种身心体验共存，而不必产生好恶、认同或者排斥等评判式的人为反应，解除受助者概念性认知防御系统，缓解生理紧张和心理焦虑。

认知行为疗法和 VR 技术有机融合有利于受助者提高注意力和专注度，更好地进行自我觉察、自我分析和自我探索，从而提高治疗效果。

1. 基本方法

（1）内观念头：这个练习要求用意识对脑海中出现的观念进行扫描，培养对自己想法、观念的觉知能力。

（2）内观呼吸：这个练习可以培养对于呼吸的注意力，有助于情绪和躯体的放松，也是其他训练的"锚锭"，心注一物而体察万物。

（3）内观感受：这个练习要求用意识对躯体的各种身体感受进行扫描，培养对感受的觉知能力。

（4）内观情绪：这个练习要求用意识对情绪进行扫描，培养对情绪的觉知能力。

VR情境有助于加强练习时的专注力，提高正念作用。

2. 开展程序

（1）进入治疗前请受助者衣着宽松，提前上好厕所，关闭手机等，做好准备。

（2）让受助者采取舒适的姿势靠在椅背上，双脚平放于地面，双手放在腿上。简单介绍场景以及头显的使用、佩戴方法。

（3）介绍正念冥想治疗的原理和作用，引导受助者在治疗过程中有意习得这种练习方式，回家之后可实现自主练习。须强调受助者要按照指导语的要求和步骤去做。

（4）受助者开始时可能比较紧张。援助者应力图让其平静下来，态度和蔼、友善，援助者可以对受助者说："非常简单，你只要充分放松，按照指导语去做就可以了。你是安全的、自由的。"

（5）在场景播放开始后，勿与受助者交谈。

（6）受助者拿下头显后，要与其进行交谈，以了解他对场景和治疗的感受。

第七节　心理援助注意事项

心理援助是帮助处于心理危机状态的个体、家庭及群体进行明确有效的心理救助措施。心理援助需要采取适当而有效的方法，学习心理紧急援助将有助于援助者采取有效助人的言与行，给身处困境的人送去温暖与希望,帮助他们重新面对生活。援助者在此过程中也会收获到一份助人为乐的幸福感,这将会转化成一种潜在的推动力,让他们更有信心去继续帮助灾难中的人们。

一、心理援助者和志愿者救援注意事项

(1)保护当事人的隐私,不随便透露当事人个人信息。

(2)不施加任何压力让当事人分享他们的经历,尤其是不能打听/好奇那些非常私人性的细节。在身处困境的当事人尚未准备好分享他们的经历和体验的时候,援助者过多地去了解事件的过程会影响他们的情绪稳定。

(3)避免给出简单、反复的保证。例如,"一切都将会好的"或"至少你并没有被感染",这样的陈述不利于当事人情绪的稳定。不能给出无法兑现的诺言。比如,"我一定能帮你解决这个问题"。如果你的承诺无法兑现,这很可能会给当事人燃起希望后再次带来伤害和困扰。

(4)不在当事人没有提出请求的情况下直接告诉他们现在应该怎样去感知、思考或行动,应当以适当的方式引导当事人自己去探寻解决方法。

(5)不应该在当事人面前出现一味批评、指责或抱怨等负面言语,这可能会让当事人感到更无助或失去希望。

(6)心理援助是医疗救援工作中的一部分,并不是万能的,援助者只是受助者生命里的一根拐杖,能做的是在他们的风雨路上,短暂地陪他们一程。将来怎么走、走向何处、能走多远,还是要靠他们自己。

(7)不能保证持续援助受灾人群的心理援助者或团体,不要和受灾人群密切、长期接触,最好和当地的援助者一起行动。在缺

乏安全感的空间,例如,周围无保护设备的环境中,不要促发受灾人群恐怖情绪的表现。

(8) 除非心理援助本身的需要,否则不要实施心理创伤的评估。如的确需要开展基本的评估,要保证为受助者提供一对一的心理援助。

(9) 对于出现失眠、食欲不振、显著的情绪低落、心神不宁、身体不适等症状的人,应交给医疗组织与心理援助队的专家处理,志愿者请勿独自处理。

二、公众及受助者注意事项

(1) 在接受援助过程中,受助者不需要对引起不安的危机事件做详细的讨论和分析,也不需要对发生的事件和时间进行详细的梳理,尽管心理援助包括聆听当事人倾诉,但并不要求他们谈其感受和对事件的反应。

(2) 相信前来救援的人员,不辱骂殴打工作人员,保证安全,建立信赖,与他们一起渡过难关。

(3) 每个人都有自己的方式和速度来解决灾难造成的心理应激状态,要时刻相信自己是一个完整的、自我适应良好的个体。

(4) 心理援助并不是万能的,受助者不应过分依赖心理援助。在心理援助过程中,心理援助者就像引路人,他会帮助引导受助者,但具体道路怎么走,还需要受助者自己的努力。

(吴绍长,温成平,闫凤武,郑秀秀)

第二章
公众心理援助

第一节　疫情下公众的自我保护

一、获取科学信息，做到"四不要"

面对威胁自身安全的事件，人们往往会去搜索各类相关信息以获得对处境的掌控，增加安全感。新冠肺炎疫情下，大部分人特别关注两类信息：一是新冠肺炎相关知识；二是疫情发展情况，尤其是武汉地区疫情的状况。但互联网时代信息发达，其中掺杂的很多为博取眼球的谣言误导群众。如：吸烟喝酒能预防病毒、燃放烟花爆竹消毒、熏醋防肺炎等，同时网络上充斥着疫情相关的各类缺乏依据的负面新闻。一些人对疫情缺乏认知，不查验信息真伪，就盲听盲信，甚至盲目跟风、随手转发，对新冠肺炎进行"灾难化"解读；还有人采用一些不科学甚至有害的防护方式，这些行为都造成社会恐慌。

因此，在搜索新冠肺炎相关信息时，我们需做到以下"四不要"：

（1）不要失去理性，应尊重科学，通过公开、权威渠道了解疫情信息，并且严格按照权威部门、医疗机构推荐的科学预防方法来进行预防。

（2）不信谣言，不传谣言。

（3）不过度埋怨、指责。没有人愿意遭受疫情，即使感到焦躁，也不要与亲人相互埋怨，应当相互关心，相互支持。

（4）面对一时解决不了的问题，不要闹事，暴力非但解决不了问题，反而会让问题更为棘手；要坚信政府、医务人员会采取合理的措施解救疫情。

> 讲科学，重预防；不信谣，不传谣
> 持理性，战恐慌；少埋怨，相互帮

二、做好自我防护，对自己和他人负责

1. 个人预防

（1）尽量减少外出活动。

（2）外出佩戴口罩。

（3）保持手部卫生。

（4）主动做好健康监测，自觉发热时主动测量体温。

（5）若出现可疑症状，应主动戴上口罩，及时就近就医。

（6）居室勤开窗，经常通风。

（7）家庭成员不共用毛巾，保持家居、餐具清洁，勤晒衣被。

（8）不随地吐痰，口鼻分泌物用纸巾包好，弃置于干垃圾箱内。

（9）注意营养，适度运动。

2. 办公场所

（1）工作人员要自行做好健康监测，不要带病上班。

（2）若发现新冠病毒感染的可疑症状者，工作人员应要求其离开，并劝导及时就医。

（3）公用物品及公共接触物品或部位要定期清洗和消毒。

（4）保持办公场所内空气流通。保证空调系统或排气扇运转正常，定期清洗空调滤网，加强开窗通风、换气。

（5）洗手间要配备足够的洗手液，保证水龙头等供水设施正常工作。

（6）保持环境卫生清洁，及时清理垃圾。

3. 乘坐交通工具

（1）出行前若无可疑症状，可正常出行；若出现可疑症状，建议居家休息和就地就医，待症状消失后再启程。

（2）进入车站后，确保佩戴口罩。

（3）主动配合体温监测，缩短停留候车室时间。

（4）尽量隔位而坐，或分散而坐。

（5）到达目的地后尽快离开车站。

（6）乘车时推荐戴手套。

（7）妥善保留旅行票据信息，以备查询。

（资料来源：国家卫健委、中国疾控中心等）

三、防"身病"，也要防"心病"

1. 避免信息过载，减少不良信息干扰

我们在面临以前不常见的情境时，都会产生紧张不安。在这种心理状态下，人们常常会去关注有关情境的各种信息。网络时代，各种信息纷纷扰扰，有些公众号为了博眼球，有些人为了满足自己的信息优越感，常常散布一些不知真假的小道消息。如果长时间沉浸在这些消息里，不仅会因信息过载而产生烦躁，还会被一些夸张的不实消息影响而感到焦虑、恐慌。这个时候我们要适当减少对这些信息的关注。目前，政府对疫情管理相当透明、公开，官方消息可靠可信。因此，只要适当浏览相关新闻，就可了解事件进展。

缓解信息过载引起的焦虑方法如下：

（1）放下手机。如果一时难以放下，就关注一些正面的信息，或只关注某一个可信的信息源，直到情绪恢复平稳。

（2）尝试自我关怀。如：写下三件今天发生的让自己感到快乐或平静的事，将其写在显眼处，感到沮丧时看看。

（3）转移注意力。看看电视剧、小说。

2. 合理安排作息，避免空虚烦躁

疫情期间，我们被要求减少外出活动，而长时间的居家会让人觉得无聊或烦躁，这属于正常情绪反应。大家平时都在为工作、家庭忙碌，突然一反常态，一时会难以适应。在我们忙碌的时候，是否常常希望生活得悠闲一点呢？这时，我们以前没有时间做的事都可以安排起来。不外出并不等于卧床，有些锻炼活动在家也可以进行。例如，瑜伽、体操等。合理规律的作息往往会给我们带来平静舒适的心情。

应对居家空虚烦躁心理的方法如下：

（1）正常作息：维持正常的作息时间。有条不紊的生活节奏会平静我们的情绪，有效缓解烦躁。

（2）充实生活：合理规划，利用这段时间充实自己。

（3）瑜伽、冥想：上网搜索一段自己喜欢的瑜伽冥想音频，当烦躁情绪来临时，可以坐下来根据音频进行冥想练习。

3. 多沟通，放下疑虑，放松心情

面对疫情感染人数的增加，有些人会产生疑虑，怀疑自己被感染了，还有些人甚至产生了某些"症状"，觉得恐慌，这些都是正常的心理。现在全国一条心，针对疫情进行了多方面的管控，政府、医疗工作者都放弃了休息,奋战在一线,各条治疗、救助渠道畅通,只要我们愿意去沟通,疑虑一定会被消除的。

4. 觉察自己的情绪,及时寻求帮助

疫情蔓延,焦虑、紧张、不安、害怕等消极情绪也随之产生。面对这些消极情绪,首先要认识到这些情绪的产生是一种正常的反应,采取压抑、否定的方式并不能使它们消失,反而可能会因此产生躯体不适的症状(如:头痛、胃肠道不适等),我们应该觉察这些消极情绪,并正视和接纳它们。其次,当监控到自我的情绪状态已经影响了正常生活,如感觉痛苦、一些自我调节的方法无效时,就需要寻求专业的帮助。除了去医院就诊外,现在很多医院还开通了心理援助热线及线上心理咨询,我们居家上网就可获得帮助。

应对疑病紧张焦虑的方法如下:

(1)关注有用焦虑的念头:区分自己担心的问题是"有用的",还是"无用的",多关注可以解决的问题。如:"我会得肺炎吗?"是无用的,但"我要怎样做预防?"是有用的。

(2)如果我的朋友遇到和我同样的问题,我会和他怎么说?我们看别人的问题往往更理性、客观。

应对惊恐发作的方法如下:

(1)平稳呼吸法:通过鼻腔缓慢而深地吸气到肺的最底部,同时慢慢从 1 默数到 5,感受到清新的空气进入了身体的最深处。把手放在腹部,吸气时,感受腹部慢慢鼓起。屏住呼吸,慢慢从 1 数到 5。通过鼻腔或口腔呼气,从 1 默数到 5,完全呼出气体后,正常呼吸两次。如此循环。

(2)挑战焦虑的念头:我担心的问题是现实的吗? 支持它的证据是什么? 反对它的证据又是什么? 我担心的问题发生的概率有多大? 如果发生了最坏的结果是什么? 最好的结果是什

么？如果我相信这个念头会怎样？如果我改变这个念头呢？我该做些什么？

第二节 疫情下公众的常见心理反应

一、焦虑

(一) 概念

焦虑，就是我们常说的心情烦躁，表现为坐立不安，忧心忡忡地似要发生什么可怕的事情，常伴有头疼、头昏、心慌气短、易出汗、口干、尿频等躯体不适。对于不确定的、麻烦的或者感到措手不及的情境，焦虑是一种常见的令人不快的情绪反应。

焦虑是生活的一个部分，适度的焦虑有利于发挥才能，甚至视情形所需还应该有高度焦虑。身体利用这种方法告诉我们，某些事情有些反常。而焦虑则提醒我们快速行动、逃离或避开危险。人们在不同的场合会体验不同程度的焦虑并会力图预防引起焦虑的不利情况，积极去做减轻焦虑的活动，这就是一种人体的保护性反应。

在疫情严重的特殊时期，焦虑是最常出现的情绪性应激反应，是人们预期将要发生危险或不良后果时所表现出的紧张、恐惧、担心等情绪状态。随着疫情形势的日益严峻以及政府的大力宣传，大部分人都已经认识到新冠肺炎的严重性，但是由于初期无法分辨谁是感染者或携带者，许多人可能会担心难以保障自己和家人的健康。由于疫情的突发性，人们对于新情况的掌握难以满足自身需求；同时，疫情期又恰逢春节，许多人都无法确定自己是否曾与一些感染者有过接触,担心无意间的接触导致被感染,自身安全感急剧下降,出现了普遍的焦虑情绪,表现为坐立不安、反复多想,特别关注身体的各种变化,将自身各种不舒服与新冠肺炎联系起来,怀疑自己是否生病。当听说周围有人感染时,可能还会反复回忆自己是否有过接触机会,焦虑不安,甚至偶有咳嗽、鼻塞,就开始怀疑自己患上了新冠肺炎,焦虑感更甚。还有部分人可能过分关注疫情进展及周边人群的感染情况,反复查看相关内容,过分防护也加重了紧张、焦虑的情绪。在疫情流行期间,具有强烈、持久焦虑表现的人,不仅仅限于新冠肺炎确诊病例和被医学隔离人群,还波及亲属、邻居、朋友、照料者、一线医护人员甚至整个疫情地区的成千上万人。

(二) 临床表现

1. 慢性焦虑(广泛性焦虑)

(1) 情绪症状:在没有明显诱因的情况下,患者经常出现与现实情境不符的过分担心、紧张害怕,这种紧张害怕通常没有明确的对象和内容。患者感觉自己一直处于一种紧张不安、提心吊胆、恐惧、害怕、忧虑的内心体验中。

(2) 自主神经症状:患者经常会出现头晕、胸闷、心慌、呼吸急促、口干、尿频、尿急、出汗和震颤等方面的躯体症状。

(3) 运动性不安:主要表现为坐立不安、坐卧不宁、烦躁和很难静下心来。

2. 急性焦虑(惊恐发作)

(1) 濒死感或失控感:在日常生活中,患者几乎与正常人一样。而一旦发作(有的有特定触发情境,如封闭空间等),患者会突然出现极度恐惧的心理,体验到濒死感或失控感。

（2）自主神经系统症状同时出现：如胸闷、心慌、呼吸困难、出汗和全身发抖等。

（3）一般持续几分钟到数小时：发作开始突然，发作时意识清楚。

（4）极易误诊：发作时患者往往拨打 120 急救电话，去看急诊。尽管患者看上去症状严重，但是相关检查结果大多正常，因此往往诊断不明确。发作后患者仍极度恐惧，担心自身的病情，往往辗转于各大医院各个科室，做各种各样的检查，仍不能确诊，既耽误了治疗，也造成了医疗资源的浪费。

（三）心理评估

1. 情绪评估

可综合应用观察法、交谈法和心理测量法来评估自己是否有异常的情绪状态。

（1）观察法：通过直接观察个体的行为表现以及心理活动的外部表现来评估个体的心理状态，一般来讲，分为自然观察法和控制观察法两种。自然观察法就是在自然情景中（即对个体的日常生活习惯）进行观察；而控制观察法，又称实验观察法，是让个体到预先控制的情境与条件之下，对个体进行适当的刺激，观察个体对特定刺激的反应。与自然观察法相比，控制观察法更具科学性和可比性，但是操作复杂，需要专业人员，且很难在家中实现。所以，这里介绍的观察法特指自然观察法。

自然观察法又可分为自察和他察。如果是自我一人居家隔离，就只能通过自我观察来初步判断自己是否已经出现或存有潜在的情绪问题。如发现自己在家时莫名出现心率加快、呼吸加深加快、出汗、面色苍白、口干等生理表现，伴随注意力不集中、坐立不安、来回走动甚至出现发抖等症状,一定要引起高度重视,因为这是焦虑的常见表现。很多人与家人同住,那么上述所说的表现亦可通过他人观察来发现。一旦发现自己的家人出现了情绪或行为异常,如易怒、心烦、紧张、时常乱发脾气、走来走去、无法安心地做一件事、相较于平时饭量显著增加或减少、常常自己待在房间里发呆、一言不发等,请一定要引起重视。可通过一些简单的焦虑自评量表测评进行早期筛查或自我测试,如果分数较高,建议找心理专业人员做进一步心理评估和检查。

(2)交谈法:常用的一种基本心理评估方法,一般通过与专业人员面对面的谈话方式来进行。当然,在这一特殊时期与专业心理咨询人员面对面交谈很难实现,可通过电话访谈、连线专业心理咨询人员的方式进行。同住的家人也可以与其多沟通,多交谈。

(3)心理测量法:对个体的心理现象或行为进行量化测定,是心理评估常用的标准化手段之一,其结果较科学客观。普通人群可选择合适的自评心理量表进行自我评估。目前,临床中常用的评定焦虑的自评量表为《宗氏焦虑自评量表(SAS)》。

该量表目前广泛应用于个体焦虑情绪的评定和粗筛,共 20 个项目,分为四级评分。总粗分(20 项合计)正常上限为 41 分,分值越低则状态越好。总粗分×1.25=标准分,标准分≥50 分表示有焦虑症状(注意:焦虑症状不等于焦虑症!)。

指导语:下面有 20 条文字,请仔细阅读每一条,把意思弄明白。然后根据您最近一个星期的实际情况,选择最适合您的答案,在适当的方格里打"√"。每条文字后有 4 个方格,分别表示:没有或很少时间、小部分时间、相当多时间、绝大部分或全部时间(见表 2-1)。

表 2-1 宗(Zung)氏焦虑自评量表

	没有	有时	经常	全部
1. 我觉得比平常容易紧张和着急	☐	☐	☐	☐
2. 我无缘无故地感到害怕	☐	☐	☐	☐
3. 我容易心里烦乱或觉得惊恐	☐	☐	☐	☐
4. 我觉得我可能将要发疯	☐	☐	☐	☐
5. 我觉得一切都好,也不会发生什么不幸	☐	☐	☐	☐
6. 我手脚发抖打颤	☐	☐	☐	☐
7. 我因为头痛、颈痛和背痛而苦恼	☐	☐	☐	☐
8. 我感觉容易衰弱和疲乏	☐	☐	☐	☐
9. 我觉得心平气和,并且容易安静坐着	☐	☐	☐	☐
10. 我觉得心跳得很快	☐	☐	☐	☐
11. 我因为一阵阵头晕而苦恼	☐	☐	☐	☐
12. 我有时突然晕倒发作,或觉得要晕倒似的	☐	☐	☐	☐
13. 我吸气、呼气都感到很容易	☐	☐	☐	☐
14. 我的手脚麻木和刺痛	☐	☐	☐	☐
15. 我因为胃痛和消化不良而苦恼	☐	☐	☐	☐
16. 我常常要小便	☐	☐	☐	☐
17. 我的手脚常常是干燥温暖的	☐	☐	☐	☐
18. 我脸红发热	☐	☐	☐	☐
19. 我容易入睡,并且一夜睡得很好	☐	☐	☐	☐
20. 我常做噩梦	☐	☐	☐	☐

2. 专业人员评估

专科医生对患者的评估,具体包括以下方面:确认焦虑症状是否存在,了解焦虑的特征、内容和严重程度;掌握发作及波动情况、持续时间、病程特点;了解对患者社会功能的影响和精神痛苦感;了解患者的人格特征,探询有无可能的诱发因素及其他可能引起此种情况的危险因素,从而为诊断和制订合理的治疗方案提供依据。

病史采集,包括:患者的发病年龄,相关躯体、心理和社会因素,发作的临床特征,病程特征,既往病史和共病,治疗情况,个人史,家族史。焦虑的内容、症状特点和发生背景是病史采集的重点。

此外,通过体检、实验室检查、量表等进一步评估焦虑症状。

(四) 诊断

1. 惊恐发作(急性焦虑)

除了具备神经症的特征以外,还必须以惊恐发作为主要临床相。排除其他精神障碍,如恐惧症、抑郁症或躯体形式障碍等继发的惊恐发作;排除躯体疾病,如癫痫、心脏病发作、嗜铬细胞瘤、甲状腺功能亢进症(后文简称"甲亢")或自发性低血糖等继发的惊恐发作。轻型症状特点符合以下四点,重型症状在轻状症状基础上加上第五点。

(1) 发作无明显诱因,无相关的特定情景,发作不可预测。

(2) 在发作间歇期,除害怕再发作外,无明显症状。

(3) 发作时表现强烈的恐惧、焦虑及明显的自主神经症状,并常有濒死恐惧、失控感等痛苦体验。

(4) 发作突然开始,迅速达到高峰,发作时意识清楚,事后能回忆。

(5) 患者因难以忍受又无法解脱而感到痛苦。病程标准在 1 个月之内至少有 3 次上述发作,或在首次发作后继发害怕再发作的焦虑持续 1 个月。

2. 广泛性焦虑(慢性焦虑)

除具备神经症的特征外,还必须以持续的广泛性焦虑为主要临床相。排除甲亢、高血压、冠心病等躯体疾病的继发性焦虑;排除兴奋药物过量、催眠镇静药物，或抗焦虑药的戒断反应；排除强迫症、恐惧症、抑郁症或精神分裂症等伴发的焦虑。轻型表现符合以下两点，重型表现在此基础上加上第三点。

（1）经常或持续的无明确对象和固定内容的恐惧或提心吊胆。

（2）伴自主神经症状或运动性不安。

（3）社会功能受损，患者因难以忍受又无法解脱，而感到痛苦。病程标准符合上述症状至少 6 个月。

（五）治疗

目前，焦虑症主要采用心理—社会—生物医学模式，以心理治疗、药物治疗和物理治疗等方法综合治疗。

1. 心理治疗

心理治疗是指临床医师通过言语或非言语沟通，与患者建立起良好的医患关系，应用有关心理学和医学的专业知识，引导和帮助患者改变行为习惯、认知应对方式等。药物治疗是治标，心理治疗是治本，两者缺一不可。

比较适合焦虑症患者的心理治疗有生物反馈治疗、个别心理治疗、支持性心理治疗、集体心理治疗、家庭治疗、婚姻治疗、精神分析疗法、认知疗法（认知重构法）、森田疗法和行为疗法（暴露疗法、系统性脱敏疗法、渐进性肌肉放松训练和缓慢呼吸训练）等。

在焦虑的影响下个体可产生一些身体反应，如呼吸急促、肌肉发紧、坐立不安等躯体不适。此时，通过相应的放松练习不仅可以缓解焦虑及身体上的不适，还可以进一步平复负面情绪，以期获得内心的平静。一些简单易做的放松治疗技术包括平缓呼吸法、肌肉放松法、"蝴蝶拍"疗法、安全岛技术、保险箱技术（见第一章）和遥控器技术。

遥控器技术既能帮助个体直面现实生活中的压力事件及其所引起的负面情绪，又能使个体直接提取自我的积极记忆及正面情绪，以达到将个体从负面情绪转换到正面情绪的目的。在指导语的帮助下，个体通过练习，可以学习提取、标记并保留记忆中的美好画面，在需要时快速提取，从而唤起内在的积极情绪；也可以通过一定的技巧面对负面情绪及相关的压力事件，从而掌握调节负面情绪的方法。最后个体可以实现心理切换功能，有如遥控器一般，让自己快速从消极的状态调整到积极的状态中来。

2. 药物治疗

治疗原则：根据诊断的亚型、临床表现特点选择；考虑到可能合并躯体疾病等情况，因人而异地实施个体化用药；对于妊娠和哺乳期的用药予以特殊关注；注意安定类药物依赖、记忆受损和停药综合征等不良反应；一般单一使用抗焦虑药，足量、足疗程；治疗期间要密切观察病情变化和不良反应；治疗前要告知患者药物性质、作用，以及可能发生的不良反应及对策。

抗焦虑药物可分为苯二氮䓬类药物、抗抑郁药、5-羟色胺（5-HT）受体部分激动剂以及其他抗焦虑药物。

1）苯二氮䓬类药物

苯二氮䓬类药物又称"安定类药物"。

药物优点：见效快，多在 30～60 分钟内起效；抗焦虑效果肯定；价格较便宜。

药物缺点：效果持续时间短，不适合长期大量使用，有可能产生依赖。

使用原则：① 间断服药原则，焦虑严重时临时口服，不宜长期大量服用；② 小剂量原则，小剂量有效就不用大剂量；③ 定期换药原则，如果需要长期服用，3～4 周更换另一种安定类药物，可以有效避免依赖的产生;④ 换药时,原来的药慢慢减少剂量,新加上的药慢慢增加剂量。如果患者年龄偏大、服药剂量不大、疗效较好时也可以不换药。只要安定类药物服用的剂量不增加,在正常范围内疗效不减弱,就可以认为没有产生依赖性。

2) 抗抑郁药

(1) 三环类(TCAs):丙咪嗪、阿米替林、氯米帕明、多塞平以及四环类马普替林。

药物特点:有强抗焦虑及抗惊恐作用;见效时间慢,部分患者在用药1～2小时内紧张不安症状可加重;患者耐受性差,导致过早停药;过量服用易致死。

常见药物不良反应:外周抗胆碱作用和心血管不良反应、直立性低血压、性功能障碍和体重增加等。

(2) 选择性5-羟色胺再摄取抑制剂(SSRIs):帕罗西汀、氟西汀、舍曲林、氟伏沙明、西酞普兰、艾司西酞普兰。

药物特点:为惊恐障碍、社交焦虑症、广泛性焦虑和创伤后应激障碍的首选药物;具有广泛认可的疗效和良好的安全性;耐受性好,起效时间慢;舍曲林和西酞普兰对P450酶影响相对较小,更适用于躯体疾病伴发焦虑障碍。

常见药物不良反应:胃肠道反应(恶心、腹泻)、头痛、失眠和性功能障碍等。

(3) 5-羟色胺及去甲肾上腺素再摄取抑制剂(SNRIs):文拉法辛、度洛西汀。

药物特点:是具有5-羟色胺和去甲肾上腺素双重作用的抗抑郁剂,作用谱更广;起效快;使更多的患者达到临床治愈效果;对难治性患者有效。

药物不良反应:较轻微,常见胃肠道反应、性功能障碍等。

（4）去甲肾上腺素和特异性 5 -羟色胺抗抑郁剂（NaSSAs）：米氮平。

药物特点：有较强的抗焦虑作用，起效时间快，一般 1 周内见效；耐受性好，不良反应少，长期使用无成瘾性；有镇静作用，能增加食欲。

常见药物不良反应：过度镇静、疲倦、头晕和体重增加等。

3）5 -羟色胺受体部分激动剂

包括丁螺环酮和坦度螺酮，为专一性抗焦虑药物，其化学结构、药理和临床作用完全不同于苯二氮䓬类。

药物特点：治疗剂量下无明显镇静、催眠、抗惊厥和肌肉松弛作用；对药物无耐受性和依赖性，停药后无戒断反应；与其他类苯二氮䓬类药物无交叉耐受现象；镇静作用轻，不易引起运动障碍，无呼吸抑制作用，对认知功能影响小；起效相对较慢，需 2～4 周，个别需 6～7 周方能见效，持续治疗可增加疗效。

药物常见不良反应：头晕、头痛、口干、恶心、不安和失眠等。

4）其他抗焦虑药物

（1）β受体阻滞剂［如普萘洛尔（心得安）］：能够有效地治疗各种焦虑障碍，对躯体性焦虑，尤其是焦虑症的心血管症状有较好效果。因为心血管症状和焦虑密切相关，患者的肾上腺素升高意味自主神经系统被激活。尽管该类药物可以减轻焦虑的躯体症状（例如，心慌、出汗），但是对焦虑的主观体验毫无作用。有心血管疾病如房室传导阻滞、心力衰竭等的患者禁用。

（2）丙戊酸钠：能有效地治疗双相障碍、焦虑障碍及酒依赖戒断状态，对惊恐发作也有效，因此也称为心境稳定剂。目前，有临床试验发现它对焦虑症状有效。有时可有过度镇静、恶心、眩晕、口干、体重增加等不良反应，但患者能耐受，一般 2～3 周后可消失，长期用药不会成瘾。

（3）加巴喷丁：能缓解惊恐及社交焦虑症状。

3. 物理治疗

（1）经颅磁刺激治疗：随着科学技术的发展，具有连续可调重复刺激的经颅磁刺激（rTMS）作为一种非创伤性大脑刺激技术，在临床精神病、神经疾病及康复领域获得越来越多的认可。该技术是将靶向磁场引导到大脑中的特定区域，通过特定频率来刺激或抑制目标区域来达到改变大脑活动的目的。其原理是用脉冲磁场作用于脑组织，使脑皮质表层产生继发性电流，影响脑细胞的代谢和功能，引起皮质组织的生理性变化，还可作用于皮质下组织调节神经内分泌功能。

优点：无创伤、操作简单和安全性好。目前已广泛应用于临床焦虑症的治疗。

（2）VR治疗：利用虚拟现实技术帮助患者进行压力和情绪管理技巧训练，进而缓解焦虑情绪。当患者被诊断出有明显的焦虑情绪后，安排他来到一个装有虚拟现实设备的房间里，或让患者与虚拟人交流（吃饭、聊天），或让他坐在一个很舒服的椅子上，打开设备，让他感觉进入一个崭新的、安静的环境中，比如海边。如果患者焦虑程度比较深，仅融入景色当中还不能释怀，就需要心理医生的引导，心理医生运用心理专业知识，通过虚拟现实设备传导给患者语音信息，配合着周围的环境，就能获得一个更有效的治疗效果。

（3）电抽搐疗法（ECT）和改良电抽搐疗法（MECT）：电抽搐疗法是以一定量的电流通过大脑，引起意识丧失和痉挛发作，达到治疗目的的一种方法。改良电抽搐疗法又名无抽搐电休克疗法。它结合应用氯化琥珀酰胆碱等肌肉松弛剂，通过对神经骨骼肌接头的选择性阻断使骨骼肌松弛,使治疗中患者不出现抽搐同样能发挥治疗作用。一般焦虑障碍患者不建议使用该疗法。在患者某些症状反复发作,或急性焦虑发作,尤其是运动性焦虑,有极度烦躁不安的自残、自杀伤人行为时可短程进行,是一种有效的对症疗法,可迅速缓解焦虑症状。

二、抑郁

(一) 概念

抑郁常表现为有情绪低落、消极、孤独、无助、无望感等情绪状态,伴有睡眠障碍、食欲减退以及一些躯体不适,严重者甚至有消极厌世的想法。

在疫情影响下,有些处在隔离状态的人可能整日忧心忡忡,既希望能尽快被排除感染可能而回归正常生活,又担心自己被确诊为感染者连累亲人,害怕面对现实,出现情绪低落,甚至悲伤、绝望,似乎对一切都失去了兴趣,难以感到愉悦。每天都十分疲劳、精神不振,也很难集中注意力去思考,还可能出现睡眠问题。此外,突然从正常生活进入医院或隔离状态,对这种变化一时难以接受,出现表情淡漠、目光呆滞、食欲差、体重下降、失去平日兴趣、易怒等症状,一些女性还可能出现内分泌紊乱,甚至在想到现在疫情下的生活、看着每天不断增加的确诊及死亡人数时忍不住伤心、哭泣。当疫情影响到自己的工作和家庭时,还会感到绝望无助。在当前紧张的疫情防控形势下,不断出现的坏消息以及身边其他人传递的沮丧情绪,都可能成为压倒他们的最后一根稻草。低落抑郁的情绪如果持续时间过长,可能导致生活规律的紊乱。比如,食欲减退或猛增、体重下降或增长过快,以及连续的失眠或嗜睡、睡眠节律紊乱等。长期低落的心情还可能造成机体免疫力下降,从而增加病毒感染及病情恶化的概率。部分密切接触者会担心这种病无药可治，或者担心传染给家人，自责自罪，或者害怕解除隔离后被周围人歧视。也有人因为熟悉的亲人朋友感染去世而极度悲伤难过，甚至出现消极自杀的念头和行为。

(二) 临床表现

抑郁发作是以抑郁为特征的疾病状态。其特点为：情绪低落、思维缓慢、语言动作减少和迟缓。抑郁的核心症状包括情绪低落、兴趣缺乏和乐趣丧失。

1. 情绪低落

患者体验到情绪低落、悲伤，情绪的基调是低沉、灰暗的。患者常常诉说自己心情不好，高兴不起来。抑郁症患者常常可以将自己在抑郁状态下所体验到的悲观、悲伤情绪与丧失亲友导致的悲哀互相区别，这就是诊断学中经常提到的"抑郁的特殊性质"，它是区别"内源性"和"反应性"抑郁的症状之一。

在抑郁发作的基础上患者会感到绝望、无助与无用。

绝望：对前途感到失望，认为自己无出路。此症状与自杀观念密切相关，在临床上应该注意鉴别。

无助：是与绝望密切相关的症状，对自己的现状缺乏改变的信心和决心。常见的主诉是感到自己的现状（如疾病状态）无法好转，对治疗失去信心。

无用：认为自己生活毫无价值，充满失败，一无是处。认为自己给别人带来的只有麻烦，不会对任何人有用；认为别人也不会在乎自己。

2. 兴趣缺乏

是指患者对各种以前喜爱的活动缺乏兴趣，如文娱、体育活动、业余爱好等。典型者对任何事物无论好坏都缺乏兴趣,离群索居,不愿见人。

3. 乐趣丧失

又称快感缺失,是指患者无法从生活之中体验到乐趣。

以上三个主要症状是相互联系的,可以在一个患者身上同时出现,互为因果。但是也有不少患者只是其中某种或者两种症状突出。有的患者不认为自己情绪不好,但是对周围事物不感兴趣。有的患者在百无聊赖的情况下会参加一些活动,主要是自己单独参与的活动,如看书、看电影、看电视、从事体育活动等,表面上看来患者的兴趣仍然存在,但是进一步询问可以发现患者无法在这些活动之中获得乐趣,从事这些活动主要目的是为了消磨时间,或者希望能够从悲观失望之中走出来。

4. 心理症状群

抑郁发作包含许多心理学症状,可以分为心理学伴随症状(焦虑、自责自罪、精神病性症状、认知症状以及自杀观念和行为、自知力等)和精神运动性症状(精神运动性兴奋和精神运动性激越等)。

(1) 焦虑:常常与抑郁伴发,而且经常成为抑郁症的主要症状之一。主观的焦虑症状可以伴发一些躯体症状,如胸闷、心跳加快、尿频、出汗等,躯体症状可以掩盖主观的焦虑体验而成为临床主诉。

(2) 自责自罪:患者对自己以往的一些轻微过失或者错误痛加责备,认为自己的所作所为让别人感到失望;认为自己患病给家庭、社会带来巨大的负担;严重者会对自己的过失无限制地"上纲上线",达到妄想的程度。

(3) 精神病性症状:主要是妄想或者幻觉。内容与抑郁状态和谐的称为"与心境相和谐的妄想",如罪恶妄想、无价值妄想、躯体疾病或者灾难妄想、嘲弄性或者谴责性的听幻觉等；而内容与抑郁状态不和谐的称为"与心境不和谐的妄想"，如被害妄想、没有情感色彩的幻听等。这些妄想一般不具有精神分裂症的特征，如原发性、荒谬性等。

（4）认知症状：抑郁症伴发的认知症状主要是注意力和记忆力下降。这类症状具有可逆性，随治疗的有效而缓解。认知扭曲也是重要特征之一，如对各种事物均做出悲观的解释，将周围的一切都看成是灰色的。

（5）自杀念头和行为：抑郁症患者半数左右会出现自杀念头，常常会想到与死亡相关的内容，或者感到活着没有意思，会有生不如死的想法，希望毫无痛苦地死去，之后则会主动寻找自杀的方法。抑郁症患者最终会有 10%～15%死于自杀。有时患者会出现所谓的"扩大性自杀"，即杀死别人后再自杀，导致极其严重的后果。因此，抑郁症绝非一种可治可不治的"良性"疾病，积极的治疗干预是十分必要的。

（6）精神运动性迟滞或激越：多见于所谓"内源性抑郁"患者。精神运动性迟滞患者在心理上表现为思维迟缓，患者将之表述为"脑子好像没有上润滑油"；同时会伴有注意力和记忆力下降。在行动上表现为运动迟缓、工作效率下降。严重者可以达到木僵的程度。激越患者则与之相反，脑中反复思考一些没有目的的事情，思维内容无条理，大脑持续处于紧张状态。但是由于无法集中注意力思考一个中心议题，因此思维效率下降，无法进行创造性思考。在行为上则表现为烦躁不安、紧张激越，有时候不能控制自己的动作，但是又不知道自己因何而烦躁。

（7）自知力：相当一部分抑郁症患者自知力完整，主动求治。存在明显自杀倾向者自知力可能有所扭曲，缺乏对自己当前状态的清醒认识,甚至完全失去求治愿望。伴有精神病性症状者自知力不完整,甚至完全丧失自知力的比例增高。

5. 躯体症状群

主要包括睡眠紊乱、食欲紊乱、性功能减退、非特异性躯体症状,如疼痛、周身不适、自主神经功能紊乱等。

(1)睡眠紊乱:是抑郁状态最常见的伴随症状之一,也是不少患者的主诉。表现为早段失眠、中段失眠、末段失眠、睡眠感缺失等。其中以早段失眠最为多见,而以末段失眠(早醒)最具有特征性。与这些典型表现不同的是,在不典型抑郁症患者中有的会出现嗜睡的情况。

(2)食欲紊乱:主要表现为食欲下降和体重减轻。食欲减退的发生率大约为70%。轻者表现为食不甘味,但是进食量不一定出现明显减少。此时,患者体重改变在一段时间内可能不明显;严重者完全丧失进食的欲望,体重明显下降,甚至导致营养不良。不典型抑郁症患者则可见有食欲亢进和体重增加。

(3)性功能减退:可以是性欲减退乃至完全丧失。有些患者勉强维持有性行为,但是无法从中体验到乐趣。

(4)精力丧失:表现为无精打采、疲乏无力、懒惰、不愿意见人。有时与精神运动性迟滞相互伴随,精力不足或过度疲劳是抑郁发作的核心症状。

(5)晨重夜轻:即抑郁情绪在晨间加重。患者清晨一睁眼,就在为新的一天担忧,不能自拔,到了下午和晚间则有所减轻,此症状是"内源性抑郁"的典型表现形式之一。有些"心因性抑郁"患者的症状可能在下午或者晚间加重,与之恰恰相反。

(6)非特异性躯体症状:抑郁症患者有时以此类症状作为主诉,因而长期在综合医院就诊治疗。与疑病症不同的是这类患者只是诉说这类症状,希望得到相应的治疗,但是并未因此而产生牢固的疑病联想,认为自己得了不治之症。当然,抑郁症伴发疑病症状并不少见。这类非特异性症状包括头痛或者全身疼痛、周身不适、胃肠道功能紊乱、心慌气短乃至胸前区疼痛、尿频、尿意等,常在综合医院被诊断为各种周围神经功能紊乱。

6. 抑郁症危害

(1)将人逼至绝境:危害后果最严重的就是患者自残、自杀思想行为的出现。抑郁心境会引起抑郁症患者的思想消极、悲观,总是沉浸在自我谴责、自卑之中,对前途悲观绝望。严重的患者常伴有消极自杀的观念或行为。调查显示,我国每年有28.7万人死于自杀,其中63%有精神障碍,40%患有抑郁症。因抑郁症而自杀的不乏名人,包括梵高、海明威、三毛、张国荣、乔任梁、雪莉等。消极悲观的思想及自责自罪、缺乏自信心可萌发绝望的念头,认为"结束自己的生命是一种解脱""自己活在世上是多余的人",并会使自杀企图发展成自杀行为,这是抑郁症最危险的症状,应提高警惕。

(2)肉体折磨不断:危害不仅在于精神健康的损害,而且也会带来许多身体上的症状,如食欲减退、乏力等。这些身体的不适可涉及各器官,自主神经功能失调的症状较常见。抑郁症患者的身体症状往往查无实据,且多为非特异性的,难以定位。

(3)持久的情绪不良:抑郁症常见的危害是会让患者体验到最为痛苦、恶劣的心境,并且这种悲观情绪是在无明显外因下出现的,因此非常难以解决,导致患者总处在悲观厌世之中。另一方面,抑郁与焦虑总是相伴而来,这类患者不仅心情抑郁,同时还会出现莫名其妙的精神紧张、惊恐不宁的焦虑情绪。

(4)毁掉人的精神:抑郁症严重危害的表现就是它能将一个原本充满精力的正常人变得整天无精打采,严重者还会出现呆若木鸡的状态。同时,抑郁症患者对周围的一切都毫无兴趣,对工作、学习完全没有热情,思维反应迟缓,记忆力下降,注意力难以集中,平素衣着整洁的人也变得不修边幅。

(5) 剥夺人的睡眠:抑郁症患者常有顽固性睡眠障碍,表现为失眠、难以入睡、早醒、睡眠规律紊乱、睡眠质量差等症状。

(三) 心理评估

1. 情绪评估

可综合应用观察法、交谈法和心理测量法来评估自己是否有异常的情绪状态。

(1) 观察法:如果是自我一人居家隔离,就只能通过自我观察来初步判断自己是否已经出现或存有潜在的情绪问题。如发现自己在家时整日情绪低落,对任何事情都提不起兴趣,不愿与人交谈,总是想流泪,甚至没有希望想自杀时,一定要及时寻求帮助,这些是抑郁的常见表现。很多人是与家人同住,那么上述表现亦可通过他人观察来发现。一旦发现自己的家人出现了情绪或行为异常,一定要引起重视。早期筛查或自我诊断可以采用一些简单的抑郁自评量表测评,如果分数较高,建议找心理专业人员做进一步心理评估和检查。

(2) 心理测量法:目前,临床中较常用的评定抑郁的自评量表有《宗氏抑郁自评量表(SDS)》。

该量表目前广泛应用于个体抑郁情绪的评定和粗筛,共 20 个项目,分为四级评分。总粗分(20 项合计)正常上限为 41 分,分值越低则状态越好。总粗分×1.25＝标准分,标准分≥50 分表示有抑郁症状(注意:抑郁症状不等于抑郁症)。

指导语：下面有20条文字，请仔细阅读每一条，把意思弄明白。然后根据您最近一个星期的实际情况，选择最适合您的答案，在适当的方格里打"√"。每条文字后有4个方格，分别表示：没有或很少时间、小部分时间、相当多时间、绝大部分或全部时间(见表2-2)。

表2-2　宗(Zung)氏抑郁自评量表

	没有	有时	经常	全部
1. 我觉得闷闷不乐、情绪低沉	☐	☐	☐	☐
2. 我觉得一天之中早晨最好	☐	☐	☐	☐
3. 我一阵阵哭出来或觉得想哭	☐	☐	☐	☐
4. 我晚上睡眠不好	☐	☐	☐	☐
5. 我吃得跟平常一样多	☐	☐	☐	☐
6. 我与异性密切接触时和以往一样感到愉快	☐	☐	☐	☐
7. 我发觉我的体重下降	☐	☐	☐	☐
8. 我有便秘的烦恼	☐	☐	☐	☐
9. 我心跳比平时快	☐	☐	☐	☐
10. 我无缘无故地感到疲乏	☐	☐	☐	☐
11. 我的头脑跟平常一样清楚	☐	☐	☐	☐
12. 我觉得经常做的事情并没有困难	☐	☐	☐	☐
13. 我觉得不安，平静不下来	☐	☐	☐	☐
14. 我对将来抱有希望	☐	☐	☐	☐
15. 我比平常容易生气激动	☐	☐	☐	☐
16. 我觉得做出决定是容易的	☐	☐	☐	☐
17. 我觉得自己是个有用的人，有人需要我	☐	☐	☐	☐
18. 我的生活过得很有意思	☐	☐	☐	☐
19. 我认为如果我死了别人会生活得好些	☐	☐	☐	☐
20. 我平常感兴趣的事我仍然感兴趣	☐	☐	☐	☐

2. 专业人员评估

专科医生对患者的评估，具体包括以下方面：确认抑郁症状是否存在，了解抑郁的特征、内容和严重程度；掌握发作及波动情况、持续时间、病程特点;了解对患者社会功能的影响和精神痛苦感;了解患者的人格特征,探询有无可能的诱发因素及其他可能引起此种情况的危险因素,从而为诊断和制订合理的治疗方案提供依据。

病史采集,包括:患者发病年龄,相关躯体、心理和社会因素,发作的临床特征,病程特征,既往病史和共病,治疗情况,个人史,家族史。抑郁的内容、症状特点和发生背景是病史采集的重点。

此外,通过体检、实验室检查、量表等进一步评估。对疑为抑郁症的患者,除进行全面的躯体检查及神经系统检查外,还要注意辅助检查及实验室检查。迄今为止,尚无针对抑郁障碍的特异性检查项目,因此,实验室检查主要是为了排除物质及躯体疾病所致的抑郁症。

(四) 诊断

1. 抑郁症类型诊断

(1) F32.0 轻度抑郁发作:具有典型的抑郁发作症状,所有症状都不应达到重度;整个发作持续至少 2 周。轻度抑郁发作的患者通常为症状困扰,继续进行日常的工作和社交活动有一定困难,但患者仍保留部分社会功能。

(2) F32.1 中度抑郁发作:整个发作至少持续 2 周。通常中度抑郁患者进行工作、社交或家务活动相当困难。

(3) F32.2 重度抑郁发作(不伴有精神病性症状):常表现出明显的痛苦或激越;自尊丧失、无用感、自罪感很突出;在极严重病例中自杀是常见的危险;常存在躯体症状;整个发作一般持续 2 周。在症状极为严重或起病非常急骤时,不足 2 周的病程做出诊断也是合理的。

(4) F32.2 重度抑郁发作(伴有精神病性症状):符合重度抑

郁发作的标准,并且存在妄想、幻觉或抑郁性木僵;妄想一般涉及自罪、贫穷或灾难迫在眉睫的观念,患者自认对灾难降临负有责任;听幻觉常为诋毁或指责性声音;严重的精神运动迟滞可发展为木僵;妄想或幻觉多与心境相协调。

(5) F33 复发性抑郁发作:反复出现明确的抑郁发作历史,不存在符合躁狂标准的心境高涨和活动过度的独立发作;抑郁发作的起病年龄、严重程度、持续时间、发作频率等均无固定规律;发作间期一般缓解完全。

(6) F34 持续性心境障碍:表现为持续性并常有起伏的心境障碍,每次发作极少(即或有的话)严重到足以描述为轻躁狂,甚至不足以达到轻度抑郁;一次持续数年,有时占据个体一生中的大部分时间,因而造成相当程度的主观痛苦和功能残缺;在某些情况下,反复单次发作的躁狂以及轻度或重度的抑郁发作可叠加在持续的心境障碍之上。

2. 诊断注意事项

(1) 识别抑郁症的核心症状:情绪低落、思维迟缓、活动抑制。

(2) 识别动力缺乏相关症状:疲劳感、无精力、无动力等。1/3 抑郁症患者以动力缺乏为主导症状;2/3 抑郁症患者丧失精力,易疲乏。

(3) 抑郁发作时常见的症状(发生率):抑郁、沮丧、心境低落占 76%;疲乏、没有精力、倦怠占 73%;睡眠减少、早醒、中断占 63%;时常哭泣或想哭占 59%;焦躁烦闷、紧张、害怕占 57%。

(4) 常见的误诊、漏诊情况:① 自我误诊,如:心脏病、贫血、神经痛等;② 医生误诊,如:自主神经功能紊乱,神经衰弱,器质性疾病继发抑郁障碍,有服用某种药物或使用精神活性物质史,体征、辅助检查等异常指标有所遗漏,意识障碍、遗忘综合征及智能障碍,既往心境障碍的发作史等。

(五) 治疗原则

目前,抑郁症主要采用心理—社会—生物医学模式,以药物治疗、心理治疗和物理治疗等方法综合治疗。

1. 药物治疗

药物治疗是中度以上抑郁发作的主要治疗措施。药物治疗能有效解除抑郁心境及伴随的焦虑、紧张和躯体症状,有效率60%~80%。

治疗原则:全面考虑患者症状特点,个体化合理用药;尽可能单一用药,足量、足疗程;采用最小有效剂量(不良反应最小,服药依从性最好);治疗期间密切观察病情和不良反应,及时处理;积极治疗与抑郁共病的其他躯体疾病和物质依赖;控制症状,尽量达到临床痊愈。

急性期治疗:足疗程、足量;一般2~4周起效,治疗有效率与时间呈正比关系;用药6~8周无效,可改用其他作用机制不同的药物。

巩固期治疗:从症状完全缓解起,至少4~6个月;此期间病情不稳定,复发风险大。

维持期治疗:首次发作,用药6~8个月;发作2次以上(特别是近5年有2次发作者)、青少年发病、伴精神病性症状、病情严重、自杀风险大、有家族史者至少维持2~3年;多次复发者须长期维持治疗。

抗抑郁药主要包括 TCAs、SSRIs、SNRIs、NaSSAs(见本章"焦虑"药物治疗相关内容)、SMA、RIMAs 等。

(1) 选择性抑制 5-羟色胺再吸收剂(SMA):主要有曲唑酮和奈法唑酮。适用于伴有失眠、焦虑的轻中度抑郁。

药物相互作用：加强中枢抑制剂包括酒精的抑制作用，也不宜和降压药联用，和其他5-羟色胺药联用可能引起5-羟色胺综合征，禁与单胺氧化酶抑制剂（MAOIs）联用。

常见药物不良反应：头疼、镇静、直立性低血压、口干、恶心、呕吐、无力，少数可能引起阴茎异常勃起。

（2）可逆性单胺氧化酶抑制剂（RIMAs）：吗氯贝胺。

药品特点：具有广谱的抗抑郁作用，对精神运动性迟滞的抑郁患者尤为适用，对非典型性的抑郁和伴有焦虑的老年患者疗效较好。同时不产生明显的肝脏毒性。禁止与其他抗抑郁药物同时使用，以避免引起高5-羟色胺综合征的危险。

常见不良反应：有轻度恶心、口干、头痛、头晕、出汗、心悸、失眠和直立性低血压等。

（3）多巴胺再摄取抑制剂（NDRIs）：安非他酮。为单环胺酮结构，化学结构与精神兴奋药苯丙胺类似。

优点：无抗胆碱能不良反应，心血管不良反应小，无镇静作用，不增加体重，不引起性功能改变。

常见药物不良反应：偶有出现幻觉、妄想；少见而严重的为抽搐，发生率与剂量相关；转躁可能性小，但可能会引起精神病性症状或癫痫大发作。

（4）选择性去甲肾上腺素再摄取抑制剂（NRI）：瑞波西汀。

药物特点：无镇静作用，不影响认知功能，与乙醇无相互作用，治疗抑郁安全、有效。

常见药物不良反应：失眠、汗多、头晕、直立性低血压、感觉异常、阳痿和排尿困难、眩晕、口干、便秘、心动过速等。

（5）褪黑素受体激动剂：阿戈美拉汀。

药物特点：起效快，不良反应小，安全性高。对抑郁伴焦虑、失眠有较好疗效。

常见药物不良反应：常见头痛、头晕、嗜睡、失眠、焦虑、梦境异常痛；恶心、腹泻、便秘、腹痛、呕吐；转氨酶升高；背痛、疲劳、体重增加等。

目前，临床上一线的抗抑郁药主要包括 SSRIs、SNRIs、NaSSAs等。传统的三环类、四环类抗抑郁药和单胺氧化酶抑制剂由于不良反应较大，临床应用明显减少。

2. 心理治疗

对有明显心理社会因素作用的抑郁发作患者，在药物治疗的同时常须合并心理治疗。如果采用了最佳药物治疗方案，症状获得缓解后仍有明显的心理问题或人际问题，则可在急性期药物治疗基础上加用心理治疗。轻度抑郁患者也可单用心理治疗，必要时再用药物治疗。常用的心理治疗方法包括支持性心理治疗、认知行为治疗、人际治疗、婚姻和家庭治疗、精神动力学治疗等，其中认知行为治疗对抑郁发作的疗效已经得到公认。

效能：减轻和缓解心理社会应激源的抑郁症状；改善药物治疗依从性；矫正抑郁症继发的各种不良心理社会性后果，如婚姻不和睦、自卑绝望、退缩回避等；使患者达到心理社会功能和职业功能的康复；协同抗抑郁药维持治疗，预防抑郁症的复发；目标应注重当前问题，消除当前症状为主要目的；制订治疗计划，不以改变和重塑人格作为首选目标；如果治疗效果不完全，对症状的评估也有助于计划下一步治疗措施；一般应该限时，如 6 周症状无改善或12 周缓解不彻底，则须重新考虑评价或联用药物治疗。

3. 物理治疗

（1）改良电抽搐治疗：改良电抽搐治疗适应证较传统电抽搐治疗多，禁忌证较传统电抽搐治疗少，有严重消极自杀企图及行为

者、使用抗抑郁药物治疗无效的患者、患有明确躯体疾病又不适于
应用抗抑郁药的患者、有骨折史或骨质疏松者、年老体弱患者、部
分心血管疾病者也可适用。

（2）经颅磁刺激治疗：单用主要适于轻中度的抑郁发作，也可
用于中重度抑郁的辅助治疗。

（3）VR 治疗：利用虚拟现实技术来帮助患者进行压力和情
绪管理技巧训练，进而缓解抑郁情绪。例如，让患者佩戴 VR 设备
与虚拟场景中的人物交流。在治疗时，患者需要安慰虚拟世界中
哭泣不止的孩子；而任务完成后，角色对调，患者变成哭泣的孩子，
而自己刚刚的声音便是安慰剂。这种方式主要是为了让患者学会
同情（自己和他人）。治疗结束后，大部分抑郁症患者都称抑郁情
绪有所改善。

三、恐惧症

1. 概念

恐惧症是一种以过分和不合理地惧怕外界某种客观事物或情
境为主要表现的心理疾病，患者明知这种恐惧反应是过分的或不
合理的，但仍反复出现难以控制。恐惧发作时常常伴有明显焦虑
和自主神经紊乱症状，患者极力回避导致恐惧的客观事物或情境，
或是带着畏惧去忍受，导致正常生活受到影响。

新冠肺炎疫情的发生就是一种特定情况，人类对这种新冠病
毒尚缺乏认识能力，而且新冠病毒传染性强，通过飞沫和接触传
播，人群普遍易感染，没有特效药，没有疫苗，这些均会造成人类对
其产生恐惧心理。

精神分析理论认为特定恐惧是被压抑的潜意识冲突投射或被
置换到一个物体并固着下来，行为学理论则认为特定恐惧是恐惧

的物体和创伤性经历结合而获得的条件反射。

2. 临床表现

临床表现为可能要面对恐惧刺激的预期焦虑,为减少焦虑而产生回避行为。患者通常害怕的不是病毒本身,而是感染新冠病毒可能带来的后果,如恐惧感染新冠肺炎而无药可治,甚至危及生命。这些恐惧是过分、不合理和持久的。尽管人们愿意承认只要做好防范措施,新冠病毒没什么可怕的,甚至部分轻症患者可以自愈,但并不能减少他们对害怕感染此种疾病的恐惧。

3. 评估

(1) 心理症状或自主神经症状必须是恐惧的原发表现,而不是继发于其他症状,如妄想或强迫思维。

(2) 恐惧必须局限于或主要发生在特定的情境,如人群、公共场所。

(3) 对恐怖情境的回避必须是或曾经是突出特点。

4. 治疗

(1) 认知行为治疗:许多患者在疾病过程中已经学会如何回避令他们产生恐惧的事物而不影响自己的日常社会功能。行为疗法是治疗恐惧症的首选方法,系统脱敏疗法或暴露疗法对恐惧症特别是特定恐惧效果良好。随着计算机技术的进步,虚拟现实的脱敏和暴露也开始被应用。基本原则是消除恐惧对象与焦虑恐惧反应之间的条件性联系;对抗回避反应;在此过程中改变自己不合理的认知。

(2) 药物治疗:① 抗抑郁药(SSRIs,帕罗西汀):为一线治疗药物,研究发现帕罗西汀可能对特定恐惧有效。② 苯二氮䓬类药物:有明确的控制焦虑恐惧的作用,但长期服用可能导致依赖。

(3) 联合心理治疗和药物治疗是治疗恐惧症的最佳方法。

四、强迫障碍

(一) 概念

强迫障碍的基本特征是患者表现为来源于自我的强迫观念和强迫行为。多数患者认为这些观念和行为是没有必要或异常的,是违反自己意愿的,强迫与反强迫的强烈冲突使患者感到焦虑和痛苦,但无法摆脱,社会功能受损。

(二) 临床表现

在新冠肺炎疫情等重大应激事件下,有强迫症倾向的个体面对各种电视、网络媒体大规模、长时间的报道,此时就容易产生强迫症状,大多临床表现如下:

1. 强迫观念

(1) 强迫思维:是以刻板形式反复进入患者头脑中的观念、表象或冲动思维。它们几乎总是令人痛苦的,内容常常为感染新冠病毒后的严重后果,甚至死亡联想。患者往往试图抵制,但不成功。虽然强迫思维并非自愿产生且令人反感,但患者认为它是属于自己的。

(2) 强迫性穷思竭虑:反复思考自己会不会感染新冠病毒,刨根究底,自知毫无现实意义,但不能自控。明明没有出门,不会有新冠病毒接触史,却反复联想自己假如接触了病毒,就会如何如何,常常联想到死亡等严重后果。

(3) 强迫怀疑:对自己做过的事的可靠性表示怀疑,需要反复检查、核对。如门窗是否关好了,病毒会不会飞进房间,手有没有消毒,等等。患者其实能意识到事情已做好,只是不放心而想要反复检查。

（4）强迫回忆：意识中不由自主地反复呈现。假想自己感染了新冠病毒的事情，无法摆脱，感到苦恼。

（5）强迫意向：患者知道这种冲动是非理性的、荒谬的，故努力克制，但内心冲动无法摆脱。如想到新冠病毒就害怕自己会感染肺炎而死，自己死了家人也会死等。

2. 强迫动作和行为

（1）强迫洗涤：多源于"怕受新冠病毒污染"这一强迫观念，表现为反复洗手、洗衣物、消毒等。

（2）强迫检查：为减轻强迫怀疑引起的焦虑而采取的措施。常表现为反复检查门把有没有消毒，口罩和酒精消毒剂等有没有准备充足，严重者检查数十遍还不放心。

（3）强迫询问：强迫障碍患者常常不相信自己，为了消除疑虑或穷思竭虑给自己带来的焦虑，常反复询问他人（尤其是家人），以获得解释与保证。

（三）评估

患者必须在连续两周中的大多数时间存在强迫观念或强迫动作，或两者并存。这些症状引起痛苦或妨碍活动。

强迫症状应具备以下特点：① 必须被看作是患者自己的思维或冲动；② 必须至少有一种思想或动作仍在被患者徒劳地加以抵制；③ 实施动作的想法本身应该是令人不愉快的；④ 想法、表象或冲动必须是令人不愉快地一再出现。

（四）治疗

（1）药物治疗：SSRIs 是目前的一线治疗药物。40%～60%的患者经过一次治疗能改善症状的 30%～40%。对疗效不佳的患者,须进行强化治疗。可能有效的联合用药包括氯硝西泮、利培酮、阿立哌唑等。急性期治疗取得效果后须过渡到巩固期和维持期。

（2）认知行为治疗：暴露和反应预防是治疗强迫障碍有效的行为治法。在实施治疗时,首先应对患者进行疾病教育,提高患者信心,使其依从治疗计划。对患者家庭成员的教育和鼓励十分重要,他们是监督患者完成家庭作业最重要的人选。通过会谈在治疗室内指导患者如何去做,以后让患者单独去做,逐步增加难度,并在实施的过程中评估患者的反应和认知治疗的效果。有效的暴露疗法和反应预防一般须12次会谈和长时间的家庭作业。

对于多数患者,药物与心理治疗同时或相继进行均比单独使用任一种治疗的效果要好,而且认知行为治疗也可在维持治疗中发挥作用。

（3）其他躯体治疗：部分患者采用电抽搐治疗或经颅磁刺激治疗可能有一定效果。

五、失眠

(一) 概念

失眠是常见的睡眠问题。对新冠病毒肺炎的恐惧、被隔离的治疗环境、伴有的躯体疾病、既往有过失眠表现、某些个性特质以及可能的药物不良反应等均可导致患者出现失眠。《睡眠障碍国际分类(第三版)》中将失眠定义为：在合适的时机和环境下,仍存在持续的睡眠起始、睡眠时间、睡眠连续性或者睡眠质量障碍,且伴随所引起的日间功能受损。

(二) 表现

失眠是一种十分普遍的睡眠障碍,其主要表现有入睡困难、睡眠不深、易惊醒、多梦、早醒、醒后不能入睡、醒后感到疲乏、白天思睡等。

在成人失眠患者中,睡眠起始障碍和睡眠维持障碍最常见。睡眠起始障碍表现为入睡困难;睡眠维持障碍包括半夜醒后再次入睡困难和早醒。慢性失眠障碍可以单独表现为睡眠起始或睡眠维持障碍,但是两种症状同时存在更为常见。随着时间的推移,患者的睡眠症状可能改变。例如,从原来单一的睡眠起始障碍发展为睡眠维持障碍。失眠患者白天常见的症状包括:疲劳、情绪低落、烦躁不安、全身不适、积极性下降、注意力不集中、记忆力下降。慢性失眠可引起社会或职业功能受损,生活质量下降。部分慢性失眠患者存在一系列的躯体症状,如肌肉紧张、心悸和头痛。

对于年幼的儿童,入睡困难、睡眠维持困难通常是由不恰当的睡眠关联和不充分的限制环境所引起的。不恰当的睡眠关联起因于儿童依赖一些特定的刺激形式(如摇摆、电视、奶瓶、布娃娃、房间开灯等)来起始睡眠或在夜间觉醒后重新入睡;在缺乏这些特定的刺激时,睡眠起始显著延迟。限制环境问题(如房间关灯、照料者不在房间等)的特点是照料者不适当的环境限定强化了就寝时间拖延或者使儿童拒绝就寝。慢性失眠可能会引起儿童学习成绩不良、注意力下降和一些行为问题。

(三) 评估

失眠症者睡眠状况的临床评估是临床诊断和合理治疗方案制订的基础,包括临床大体评估、主观测评和客观测评。

1. 临床大体评估

侧重点是与新冠肺炎疫情相关的一系列睡眠问题。

(1) 主诉:就诊希望解决的睡眠问题。

（2）睡前状况：从傍晚到卧床入睡前的行为和心理活动。

（3）睡眠—觉醒节律：初步评估睡眠—觉醒规律，排除各种昼夜节律失调性睡眠—觉醒障碍。

（4）夜间症状：从入睡到清晨醒来的过程中，可能出现与睡眠相关的且可能影响睡眠质和量的某种睡眠、神经疾病或精神障碍，需要明确病因。

（5）日间活动和功能：包括认知功能、日常生活和工作状态的变化，以及对躯体指标（如血压、血糖、血脂等）的影响。

（6）其他病史：评估躯体疾病、精神障碍及治疗情况、生活和工作情况。对女性患者，还须评估月经周期、妊娠期和（或）更年期。

（7）检查：体格检查、实验室检查和全面的精神检查。

（8）家族史：重点是一级亲属中睡眠紊乱、精神障碍、严重或慢性躯体疾病史。

2. 主观测评工具

睡眠日记以每天 24 小时为单元，记录每小时的活动和睡眠情况，连续记录时间是 2 周（至少 1 周）。

量表评估：常用量表包括《匹兹堡睡眠质量指数（PSQI）》（见附表）、《睡眠障碍评定量表（SDRS）》《Epworth 嗜睡量表（ESS）》《失眠严重指数量表（ISI）》《清晨型—夜晚型量表（MEQ）》和《睡眠不良信念与态度量表（DBAS）》等。

3. 客观测评工具

主要包括多导睡眠图（PSG）、多次睡眠潜伏期试验（MSLT）、体动记录检查。需要注意，失眠的诊断主要依赖患者的主观报告，PSG、MSLT 和体动记录检查并非失眠的常规检查。当失眠合并其他睡眠疾病，诊断不明，有顽固而难治性的失眠或暴力行为时，应考虑采用这些辅助方法。

（四）治疗

失眠治疗的选择主要依据不同的失眠症状、严重程度、预期的睡眠时间、共存其他疾病、患者对行为治疗的意愿和患者对于药物治疗不良反应的耐受程度等而决定。失眠症的治疗主要包括心理治疗、药物治疗、物理治疗、中医治疗和综合治疗。

1. 心理治疗

心理治疗是失眠症首选的治疗方法，最常见的是认知行为治疗。认知行为治疗主要是针对纠正失眠的维持因素中的不良行为和信念，被认为是失眠的一线治疗方案，主要包括睡眠健康教育、睡眠限制疗法、刺激控制疗法、认知治疗和放松治疗。

1）睡眠健康教育

睡眠健康教育是指有助于所有失眠患者和可用于初级卫生保健机构的一系列步骤。

（1）睡眠环境：温馨舒适、黑暗、安静。

（2）促进睡眠的因素：睡眠时间规律、就寝与起床时间规律、只有感觉困倦时上床休息、睡前不再思考复杂问题、规律性运动。

（3）需要避免的因素：深夜运动、晚上饮用含咖啡因的饮料、在床上使用移动设备或看电视、过度饮酒和抽烟、白天睡眠过多、晚餐进食过多、清醒时卧床时间过长。

2）睡眠限制疗法

睡眠限制疗法是指缩短患者在床上的时间，使其在床上的时间尽量接近所需睡眠的时间。通过限制在床上的平均时间形成轻度的睡眠剥夺，如此可提高睡眠效率。睡眠效率可以用一个公式来计算，睡眠效率＝总睡眠时间/在床上时间×100%。当睡眠效率低于80%时，就需要减少在床上的时间，应使睡眠效率经常保持在80%～90%。但每晚在床上睡眠时间不能少于5小时，否则可能会造成白天多睡或出现危险事故。此疗法是失眠认知行为疗法组合中最常用的治疗策略。

3）刺激控制疗法

刺激控制疗法认为失眠是一种对与睡眠相关的时间（床上时间）和环境线索（床和卧室）的条件反应。只有当困倦时才上床，如果不能在15～20分钟以内入睡或重新入睡，就需要离开床到另一个房间，当再感到困倦时才回到卧室；每天晚上可以经常重复上述过程；每天早晨按时起床，不要计算昨天晚上共睡了几个小时；不要在床上进行与睡眠不相关的活动，如在卧室内看电视、小说等，但可以保留与睡眠有关的活动如性生活等；白天睡眠的时间不宜太长；仅仅为了睡眠和性生活才去卧室。

4）认知治疗

认知治疗旨在寻求改变患者对睡眠的不合理信念和态度。不合理信念和态度有：不切实际的睡眠期望，每天晚上我必须睡8个小时以上；对造成失眠的错误看法，我的失眠完全是由于体内某些化学物质不平衡造成的；过分夸张失眠的后果，由于失眠自己什么事情都做不了，失眠会给自己的身体健康带来器质性损害。这些不合理的信念与态度是导致经常性失眠、情绪痛苦、对睡眠恐惧的重要中间环节。其实，睡眠属于自主神经系统调节的一类生理活动，不受意志的直接支配。认知治疗是对特定不合理的睡眠认知的矫正，通过认知重构技术，重新形成患者对睡眠更具适应性的态度。

5）放松治疗

基于这样一种观察，高唤醒水平无论是在白天，还是在夜晚都对睡眠造成干扰，此治疗主要是为了降低失眠患者睡眠时的紧张与过度警觉，降低患者的心理或生理唤醒水平，从而促进患者入睡,减少夜间觉醒,提高睡眠质量。该疗法适合夜间频繁觉醒的失眠患者。

2. 药物治疗

1) 药物治疗原则

(1) 基本原则是在病因治疗、认知行为治疗等基础上,酌情给予催眠药物。

(2) 个体化原则:用药剂量应遵循个体化原则,小剂量开始给药,一旦达到有效剂量后不轻易调整药物剂量。

(3) 给药原则:按需、间断和足量。每周服药 3～5 天,而不是连续每晚服药。

(4) 需长期药物治疗的患者宜"按需服药":预期入睡困难时,镇静催眠药物在上床前 5～10 分钟服用;上床 30 分钟后仍不能入睡时服用。

(5) 疗程:短于 4 周的药物干预可选择连续治疗;超过 4 周的药物干预需要每个月定期评估;每 6 个月或复发时,须对患者睡眠情况进行全面评估。

(6) 特殊人群:儿童、孕妇、哺乳期妇女,肝肾功能损害、重度睡眠呼吸暂停综合征、重度肌无力患者不宜服用催眠药物。

2) 理想助眠药物特征

快速吸收;快速诱导睡眠;作用持续整晚;诱导"正常"睡眠模式;无残留效应;作用机制具有特异性;过量服用安全性良好;无反跳性失眠;无依赖潜力;无耐受潜力;无导致共济失调的潜力;与其他药物或酒精无相互作用;无呼吸抑制效力;不影响记忆。

3) 临床治疗失眠症的药物

(1) 短、中效的苯二氮䓬受体激动剂(BZRAs):包括苯二氮䓬类药物(BZDs)和非苯二氮䓬类药物(NBZDs)。BZDs 主要包括艾司唑仑、三唑仑、地西泮、阿普唑仑、劳拉西泮、氯硝西泮和奥沙西泮。NBZDs 包括右佐匹克隆、佐匹克隆、唑吡坦和扎来普隆。

（2）具有镇静作用的抗抑郁剂：如曲唑酮、米氮平、氟伏沙明、多塞平，尤其适用于伴有抑郁和（或）焦虑症的失眠症患者。

（3）联合使用 BZRAs 和具有镇静作用的抗抑郁剂。

（4）褪黑素受体激动剂：雷美替胺是褪黑素 MT1 和 MT2 受体激动剂，已被美国食品药品监督管理局（FDA）批准用于失眠的药物治疗，用于治疗以入睡困难为主诉的失眠及昼夜节律失调导致的失眠症患者。

（5）食欲素受体拮抗剂中的苏沃雷生（suvorexant）：已被 FDA 批准用于失眠症的治疗。

（6）处方药：如抗癫痫药加巴喷丁、抗精神病药（如喹硫平、奥氮平）。不作为首选药物使用，仅适用于某些特殊情况和人群。

3. 物理治疗

作为一种失眠治疗的补充技术，不良反应小，临床应用的可接受性强，其主要治疗包括光照疗法、重复经颅磁刺激、生物反馈疗法等。

（1）光照疗法：光刺激影响位于下丘脑控制昼夜节律的视交叉上核，抑制松果体褪黑素的分泌。光照疗法可以通过帮助建立并巩固规律的睡眠—觉醒周期来改善睡眠质量、提高睡眠效率和延长睡眠时间。光照疗法是一种自然、简单、低成本的治疗方法，而且不会导致残余效应和耐受性。不良反应包括头痛、眼疲劳，也可能诱发轻躁狂。

（2）重复经颅磁刺激：以固定频率和强度连续作用于某一脑区的经颅磁刺激，称为重复经颅磁刺激（rTMS）。低频 rTMS（≤1 Hz）能够抑制大脑皮质的兴奋性。对健康人的研究发现 rTMS 能够增加慢波睡眠的波幅,加深睡眠深度,增强记忆,有助于机体恢复。国内已经有较多 rTMS 治疗失眠症的报道,认为该技术是治疗慢性失眠症的有效手段。

(3) 生物反馈疗法:是指通过人体内生理或病理信息进行自身反馈,患者经特殊训练后,产生有意识"意念"的控制及心理的训练,以治疗疾病和恢复身心健康的一种新型物理疗法。

4. 中医学治疗

失眠症在中医学中称"不寐病"。中医学运用辨证论治方法来治疗失眠症,积累了大量对失眠症疗效确切且不良反应较少的方剂。例如,酸枣仁汤、砂安神丸、五味子、刺五加等。针灸作为一种有悠久历史的自然疗法,因其不良反应少,长久以来一直被应用于失眠症的治疗,并取得了很好的效果。

睡眠障碍患者适用《匹茨堡睡眠质量指数量表(PSQI)》评价睡眠质量(Pittsburgh Sleep Quality Index, PSQI)(见表 2 - 3)。

表 2 - 3 匹茨堡睡眠质量指数量表

姓名:_____ 性别:___ 年龄:___ 文化程度:_____ 职业:___
评定日期:_____ 第__次评定 编号:___ 临床诊断:_____
填表提示:以下的问题仅与您过去 1 个月的睡眠习惯有关。你应该对过去 1 个月中多数白天和晚上的睡眠情况做精准回答,要回答所有的问题。
1. 过去 1 个月你通常上床睡觉的时间是? 上床睡觉的时间是_____
2. 过去 1 个月你每晚通常要多长时间(分钟)才能入睡? 多少分钟_____
3. 过去 1 个月每天早上通常什么时候起床? 起床时间_____
4. 过去 1 个月你每晚实际睡眠的时间有多少? 每晚实际睡眠的时间_____
◆从以下每 1 个问题中选一个最符合你的情况作答,打"√"
5. 过去 1 个月你是否因为以下问题而经常睡眠不好:
(a) 不能在 30 分钟内入睡:
过去 1 个月没有 　　( ) 　每周平均不足一个晚上 　( )
每周平均一个或两个晚上( ) 　每周平均三个或更多个晚上( )

（续表）

(b) 在晚上睡眠中醒来或早醒：
　　过去 1 个月没有　　　　（　）　每周平均不足一个晚上　　（　）
　　每周平均一个或两个晚上（　）　每周平均三个或更多个晚上（　）

(c) 晚上有无起床上洗手间：
　　过去一个月没有　　　　（　）　每周平均不足一个晚上　　（　）
　　每周平均一个或两个晚上（　）　每周平均三个或更多个晚上（　）

(d) 不舒服的呼吸：
　　过去 1 个月没有　　　　（　）　每周平均不足一个晚上　　（　）
　　每周平均一个或两个晚上（　）　每周平均三个或更多个晚上（　）

(e) 大声咳嗽或打鼾声：
　　过去 1 个月没有　　　　（　）　每周平均不足一个晚上　　（　）
　　每周平均一个或两个晚上（　）　每周平均三个或更多个晚上（　）

(f) 感到寒冷：
　　过去一个月没有　　　　（　）　每周平均不足一个晚上　　（　）
　　每周平均一个或两个晚上（　）　每周平均三个或更多个晚上（　）

(g) 感到太热：
　　过去一个月没有　　　　（　）　每周平均不足一个晚上　　（　）
　　每周平均一个或两个晚上（　）　每周平均三个或更多个晚上（　）

(h) 做不好的梦：
　　过去一个月没有　　　　（　）　每周平均不足一个晚上　　（　）
　　每周平均一个或两个晚上（　）　每周平均三个或更多个晚上（　）

(i) 出现疼痛：
　　过去一个月没有　　　　（　）　每周平均不足一个晚上　　（　）
　　每周平均一个或两个晚上（　）　每周平均三个或更多个晚上（　）

(j) 其他原因，请描述：_____
　　过去一个月没有　　　　（　）　每周平均不足一个晚上　　（　）
　　每周平均一个或两个晚上（　）　每周平均三个或更多个晚上（　）

6. 你对过去一个月总睡眠质量评分：
非常好（　）　　　　尚好（　）　　　　不好（　）　　　　非常差（　）

7. 过去一个月，你是否经常要服药（包括以医生处方或者在外面药店购买）才能入睡？
过去一个月没有　　　　　（　）　每周平均不足一个晚上　　（　）
每周平均一个或两个晚上（　）　每周平均三个或更多个晚上（　）

（续表）

---

8. 过去一个月你在开车、吃饭或参加社会活动时难以保持清醒状态？
　　过去一个月没有　　　　　　（　）　每周平均不足一个晚上　　（　）
　　每周平均一个或两个晚上　（　）　每周平均三个或更多个晚上（　）

9. 过去一个月，你在积极完成事情上是否有困难？
　　没有困难（　）　　有一点困难（　）　　比较困难（　）　　非常困难（　）

10. 你是与人同睡一床（睡觉同伴，包括配偶）或有室友？
　　没有与人同睡一床或有室友　（　）　同伴或室友在另外房间　　（　）
　　同伴在同一房间但不睡同床　（　）　同伴在同一床上　　　　　（　）

◆如果你是与人同睡一床或有室友，请询问他（她）你过去一个月是否出现以下情况：

（a）你在睡觉时，有无打鼾声：
　　过去一个月没有　　　　　　（　）　每周平均不足一个晚上　　（　）
　　每周平均一个或两个晚上　（　）　每周平均三个或更多个晚上（　）

（b）在你睡觉时，呼吸之间有没有长时间停顿：
　　过去一个月没有　　　　　　（　）　每周平均不足一个晚上　　（　）
　　每周平均一个或两个晚上　（　）　每周平均三个或更多个晚上（　）

（c）在你睡觉时，你的腿是否有抽动或者有痉挛：
　　过去一个月没有　　　　　　（　）　每周平均不足一个晚上　　（　）
　　每周平均一个或两个晚上　（　）　每周平均三个或更多个晚上（　）

（d）在你睡觉时是否出现不能辨认方向或混乱状态：
　　过去一个月没有　　　　　　（　）　每周平均不足一个晚上　　（　）
　　每周平均一个或两个晚上　（　）　每周平均三个或更多个晚上（　）

（e）在你睡觉时是否有其他睡不安宁的情况，请描述＿＿＿＿＿＿＿＿＿＿
　　过去一个月没有　　　　　　（　）　每周平均不足一个晚上　　（　）
　　每周平均一个或两个晚上　（　）　每周平均三个或更多个晚上（　）

六、冲动（攻击）行为

（一）概念

冲动（攻击）行为是与新冠病毒感染相关，如新冠肺炎伴发精神障碍、伴或不伴新冠肺炎的重性精神障碍病情波动、急性应激反应、抗病毒药物以及人格特质等因素引起的，突然暴发，历时短暂，同时具有情绪激动和口头或躯体的攻击行为，严重者直接有伤害个体或财物的破坏性行为，从而给个体或财物造成危害性影响。据统计，冲动（攻击）行为的定义有 200 多种。另外，各学科对冲动（攻击）行为的定义也各不相同。

（二）表现

冲动（攻击）行为一般可以通过对自身、对他人或对财物等形式表现。

（1）自身冲动（攻击）行为：脚踢，酗酒，不加控制的抽烟，吸毒，用水果刀、美工刀等锐器对身体的不同部位如手、前臂、脖颈、头部、胸部、腿等进行不同程度的伤害，用拳头、头部等撞击，自缢，喝农药等。

（2）他人冲动（攻击）行为：大声喊叫、愤怒、敌意、谩骂、憎恨、羞辱、威胁恫吓、吐口水、掐、咬、拳打脚踢、持管制刀具、棍棒等追砍/打、纵火等。

（3）财物冲动（攻击）行为：危险驾驶、破坏公共设施、毁坏家中物品、损坏他人私有财产等。

（三）评估

1. 对于新冠肺炎重症患者

谵妄是新冠肺炎重症患者中常见的一种病情具有昼轻夜重、病程具有波动性的急性非特异性综合征，主要表现为意识障碍、定向障碍、思维不连贯、喃喃自语，常合并大量的错觉、幻觉，以幻视为多见，幻视内容多为生动逼真、形象生动的人物或场面，注意力不集中，多伴有紧张、恐惧等情绪反应和不协调的精神运动性兴奋,行为冲动,杂乱无章。新冠肺炎多见于免疫功能低下的人群,危重患者出现多器官损害、电解质紊乱等症状或进行抗病毒药物治疗时都可能导致谵妄的发生。此时注意检查患者的意识状态、尿液和粪便、生命体征、病理征、生化指标、血气分析等。抗病毒药物 α-干扰素和利巴韦林治疗中常见的不良反应是诱发各种精神症状(如自杀风险、躁狂发作和认知损害等)的原因,导致原来病情稳定的精神障碍患者出现症状波动和恶化。因此,在治疗期间应密切监测患者的精神症状。

2. 对于居家严重精神障碍患者

对于居家严重精神障碍患者,因各种原因出现冲动(攻击)行为的,综合管理小组(由卫生、综治、公安、民政、残联等组成)可联系上级精神卫生医疗机构,通过电话、网络咨询等方式,由精神科医师为居家患者提供远程医疗服务。对于需要急症处置的患者,由综合管理小组协助送至精神卫生医疗机构就医。对出现发热或者肺炎疑似症状的患者,综合管理小组应当及时协助将其送往就近的发热门诊就诊,如确诊新冠肺炎或者疑似感染入院治疗的,应当告知相关医疗机构患者既往精神疾病史和目前治疗情况。

3. 对于疑似精神障碍患者

针对可能考虑疑似精神障碍患者的冲动(攻击)行为,在没有完整病史的情况下,精神科医师需要从监护人、亲属或知情者等处了解有效信息后对患者进行快速、严谨的评估与处理。评估要点如下:

(1) 一般情况:年龄、职业、民族、婚姻和受教育水平。

(2) 导致冲动行为发生可能性的心理社会因素(重点询问与本次新冠肺炎的相关性)、主要表现、持续时间、严重程度以及对社会功能(如工作、生活、人际关系等)的影响。

(3) 就诊经历:详细了解既往精神异常史情况,与本次发作类似程度。

（4）既往有关躯体疾病（如高血压、糖尿病、心血管疾病、脑血管疾病和甲状腺疾病等）、手术史、药物和食物过敏、精神活性物质使用（如酒精、毒品等）以及长期用药史情况。

（5）其他情况：个性和性格、生长发育、原生家庭环境、职业环境以及婚恋经历。

（6）询问家族中是否有类似病史或精神障碍病史。

（7）在全面体格检查和相关实验室检查的基础上，重点考察患者的意识状态，根据配合程度，进行合作或不合作精神检查。

结合整个评估过程，对疑似精神障碍者要按以下基本情况做出判断与分析：目前的精神状态是一般心理问题，还是具有临床意义的精神问题？如果是一般心理问题，需要与患者找出心理问题的"靶点"，并拟定进一步的处理方案。如果是具有临床意义的精神问题，需要评估是轻型精神障碍还是重型精神障碍。如果是轻型精神障碍，则需要根据临床病理学（症状学）和综合征考虑相关可能性诊断。如果是重型精神障碍，则需要判断有哪些精神病性症状，从而根据临床病理学（症状学）和综合征考虑相关可能性诊断。对一时难以作出明确诊断者，建议使用过渡性诊断名称，可先对症处理，继续观察，待后诊断。在充分考虑心理社会因素在发病中的作用后，商讨并确定是否继续入院。另外，还需要依据患者的具体情况如躯体状况、家庭照顾能力、合作程度、经济情况等安排门诊治疗、住院治疗或转诊综合医院治疗。

（四）治疗

1. 一般性处理

（1）卧床休息，增加患者所处环境的安全感、舒适度，避免强烈的光线刺激和嘈杂的声音。

（2）合理的接触方式：与患者保持一定的距离，给予患者足够的个人空间，尽量保持随和的身体姿势和谈话语调。

（3）审时度势：避免一切可能的刺激，如直接的目光对视等，经验性预测可能的危险性行为，对携带刀具、棍具等危险品的患者，要尽最大限度确保自己和他人（尤其是儿童、老人、孕妇以及残疾人等）有逃离通道。

（4）审慎处理：采用温和的语言劝导无效时，在确保患者和周围人均安全的前提下，坚持"快、准、齐"的原则，在多人协助下可予以强行身体适当约束，避免约束过度；在不能有效制止冲动行为或个体生命受到严重危害时，紧急拨打"110"或"120"，可能要做好到相关医疗机构门诊诊疗或安排入院前准备的工作。

2. 心理援助

尊重、理解和接纳患者的不良情绪，在与患者进行有效的沟通之后，争取患者的积极配合，适时安排专业人员对患者进行心理援助。干预技术主要包括紧急事件晤谈（CISD）、认知行为治疗（CBT）、眼动脱敏和信息再加工治疗（EMDR）等（具体可参见第一章第五节内容）。

3. 药物治疗

如果新冠肺炎患者在疾病的发展和治疗中出现精神症状，以及严重精神障碍患者感染新冠肺炎导致病情恶化，再加上患者躯体基础状况较差、对精神药物的耐受性差以及精神药物和新冠肺炎治疗药物联合应用存在一定相互作用的风险等因素，均影响新冠肺炎的系统治疗，需要积极地对其进行精神药物规范治疗。

1）积极处理基础疾病

（1）对重型、危重型病例，在对症治疗的基础上，积极预防并发症,治疗基础疾病,预防继发感染,及时进行器官功能支持。

（2）加强呼吸支持。高流量鼻导管氧疗或无创机械通气、有创机械通气和挽救治疗。

（3）在充分液体复苏的基础上,改善微循环,使用血管活性药物,必要时进行血流动力学监测。

（4）康复者血浆治疗。适用于病情进展较快的重型和危重型患者。

（5）其他治疗。短期内(3~5 天)使用糖皮质激素,建议每日剂量相当于甲泼尼龙 1~2 mg/kg;可静脉给予血必净 100 mL/次×2 次/天。

2) 精神药物治疗

（1）苯二氮䓬受体激动剂（BZRAs）:包括苯二氮䓬类药物（BZDs）和非苯二氮䓬类药物（NBZDs）。苯二氮䓬类药物是最常用的药物,可能导致呼吸抑制、嗜睡、肌肉松弛,老年人需要防止坠床和跌倒。新冠肺炎属于呼吸道传染病,重型和危重型患者可能出现肺功能严重损害,苯二氮䓬类药物使用前应评估患者的呼吸功能,尽量避免长效和强效的药物,如地西泮和氯硝西泮。高效价的阿普唑仑脂溶性高,镇静作用消除也快,呼吸抑制风险相对较小,可以产生快速抗焦虑作用,可作为对新冠肺炎患者焦虑失眠控制的首选药物。劳拉西泮和奥沙西泮在体内不经过肝脏代谢,适用于肝功能损害患者。非苯二氮䓬类药物中,唑吡坦起效快,作用时间短,老年人使用时可能会出现梦魇或梦游,应加强监护。佐匹克隆、右佐匹克隆均属于中等半衰期药物,抗焦虑和致肌肉松弛作用弱,适用于治疗呼吸抑制患者伴发的入睡困难、夜间易醒或早醒。

（2）抗精神病药:正在接受精神药物治疗的精神障碍患者,若精神症状稳定,原则上应继续维持原来的药物种类、剂量和用法。

若精神症状明显加重或因感染新冠肺炎进行抗病毒治疗而诱发精神症状出现冲动(攻击)行为,则应请精神科会诊。抗精神病药物是首选药物。新冠肺炎患者耐受性差,需要从小剂量滴定,可以是常用最低剂量的$1/3\sim1/2$,边评估边缓慢加药。常用的抗精神病药物包括第一代(典型)抗精神病药物氟哌啶醇注射液和第二代(非典型)抗精神病药物喹硫平、利培酮、奥氮平、阿立哌唑和齐拉西酮等。第二代(非典型)抗精神病药具有多种剂型,可综合考虑进行剂型选择。抗精神病药物对谵妄有一定的疗效,可短期使用片剂利培酮、奥氮平、喹硫平等。奥氮平口崩片、利培酮口服液/口崩片、阿立哌唑口崩片用于不合作患者的口服给药。对出现冲动(攻击)行为的患者,可选择肌内注射剂型,如氟哌啶醇或齐拉西酮,如果是接受阿奇霉素和莫西沙星治疗的新冠肺炎患者,需要监测心电图和电解质水平,以降低 QTc 间期延长的风险。另外,小剂量喹硫平具有镇静作用,可用于急性应激反应的失眠患者。

如果苯二氮䓬受体激动剂与抗精神病药单一用药难以控制冲动(攻击)行为,两类药物也可以联合使用或交替使用。

第三节 特殊人群的心理援助

一、老年人群的心理援助

(一) 老年人的生理心理特征

老年期是指 60 岁到死亡的这一阶段。在此阶段,老年人有其独特的生理心理特征。

1. 生理特点

老年人的生理功能处于程度不等的全面衰退状态,随着年龄而逐步出现神离衰老,有可能因为老年期的疾病而出现病理性的衰变。衰老带来的影响则会引起生活上的不便、身体上的不适,也经常引起或带来生理上的不安。

2. 心理特点

随着年龄的增长,身体机能逐渐出现衰退,感觉能力降低,出现嗅觉及触觉等功能减退;其次视力和听力减退,影响老年人与外界的言语交流和信息交流,导致生活质量下降;记忆力方面以近期记忆下降为主,远期记忆保持较好,所以老年人会经常唠叨,并沉湎于以往的回忆之中,进而对现实不满足;智能方面会出现废用性衰退;人格特征方面保持相对稳定,但非常规性的一些事件会影响老年人的人格特征。比如,因为焦虑、抑郁、孤独、失能等影响到情绪的稳定性,变得容易敏感多疑、唠叨、小题大做、办事固执、刻板而缺乏灵活性等。

(二) 老年人常见的心理问题

1. 权威的维持与失落

随着年龄的增长,老年人由于角色改变的不适应,往往沉湎于以往的忙碌、权势、高贵角色之中而依旧保持着喜欢发号施令,大小事情要掌控,家庭成员要听话并尊重自己等习惯。但事实上并不能如愿以偿,因此老年人经常会显得焦躁、易发脾气,爱发牢骚,长此以往,家庭成员之间的亲情变得冷淡,甚至敌对而缺乏沟通交流;部分老年人变得沉默寡言,拒绝交流,甚至自卑自责等;而部分老年人则会变得更加依赖子女。疫情期间,老年人的这类心理问题主要表现为:过分自信导致不听劝告、我行我素、自以为是,或要求家人依旧保持亲情往来,独自外出活动,固执认为我没有那么晦气染病等;对家人过分关注、唠叨不停,生怕家人不安全会染病;还会哀叹子女晚辈不听话,情绪焦躁压抑,不与家人深入交流,甚至恶语相向等。

2. 孤独和依赖

孤独是指老年人不能自觉适应周围环境,缺少或不能进行有意义的思想和感情交流。孤独心理最易产生忧郁感,长期忧郁就会焦虑不安,心神不定。依赖是指老年人做事信心不足,被动顺从,感情脆弱,犹豫不决,畏缩不前等,事事依赖别人去做,行动依靠别人决定。长期的依赖心理就会导致情绪不稳,感觉退化。老年人本身就存在孤独感,疫情期间子女晚辈被相互隔离,老年人的孤独无助情况会更加明显,孤独感加重,依赖心理增强,自信心越趋下降,进而导致抑郁焦虑、情感脆弱、生活上的被动与慵懒等。

3. 易怒和恐惧

老年人情感不稳定,易伤感,易激怒,这不仅是对当前的事情,以往积攒的不满情绪也容易爆发。恐惧也是中老年人常见的一种心理状态,身体机能的衰退必然导致躯体疾病缠身。面对自己熟悉的邻居、同事、亲戚朋友的不断离世,老年人常常触景生情产生"死亡"恐惧,时常陷于恐惧不安之中,具体表现为害怕、有受惊的感觉,当恐惧感严重时,还会出现血压升高、心悸、呼吸加快、尿频、厌食、眠差等症状。疫情期间,老年人的这类心理问题主要表现为过分的担心,甚至感觉疫情不可控,自己或家人有可能染病,发生染病可能致死等,这些担心加重了老年人的情绪不稳定,易伤感,易激怒,甚至产生难以控制的短暂性情绪爆发,引爆心理危机。

4. 抑郁和焦虑

抑郁和焦虑都是普通人常见的心理问题,而老年人的抑郁和焦虑发生率更高,是常见的情绪表现。疫情期间,老年人抑郁症状的表现依旧以压抑、沮丧、悲观、厌世、眠差纳减、兴趣索然等为主,焦虑的症状大多呈现为对疫情的现实性新发病例、死亡病例不断增长的数据与负面信息过分敏感和关注(称之为"现实性焦虑"),加之原先焦虑情绪(常常是广泛性焦虑、惊恐障碍或恐惧等为主)的存在,表现得更加焦躁不安,做事无头绪,甚至手足无措,失去对事物轻重缓急的区分,因而常纠缠于细小琐事之中,伴以睡眠差、自主神经功能紊乱以及各种查不出原因的身体不适或疼痛感等。抑郁与焦虑都与老年人脑内生物胺代谢改变有关,抑郁焦虑混合存在,常相互影响,症状严重者可能出现消极意念或自杀行为。

5. 多疑敏感

由于老年人的认知能力下降和减退,常常难以较为客观全面地认识外界事物和自己的关系,自我价值感的丧失与较高的自尊心交织影响,常使老年人过分关注自身躯体状况、家庭成员和他人对自己的看法,因此对自身状况、晚辈的谈话、做事常起疑心。疫情期间,老年人的这类心理问题往往加重,一些原先没有这类心理问题的老年人因为对于新冠肺炎了解不足导致片面理解、对号入座、无端揣测等,敏感多疑特点更趋严重,进而抑郁、焦虑等不良情绪加重,猜疑甚至敌对现象明显。

事实上,老年人上述特点还存在着相互交织、相互影响,甚至互为因果的关系,以致心理问题加重、身体不适或疾病的发生频率增加,而身体不适或疾病又反过来进一步加重老年人的心理问题,这一点务必要引起重视。

(三)疫情期间老年人的心理援助与调节

(1)正确认识当前的疫情现状。通过官方媒体如疫情公开发布会、新闻联播等了解准确的疫情信息与正能量方面的报道,与家人一起共同学习疾病知识和防护措施,做到不传谣、不信谣,少听小道消息和负面新闻,科学防控,减少对疾病或死亡的恐惧。

(2)遵守政府防控要求,尽量减少外出,必须外出一定要佩戴口罩,外出后要勤换衣、勤洗手,室内勤通风,有发热或咳嗽时要及时前往定点医院检查处理,积极做好自身的防护工作,自觉营造安全环境,让自己和家人都能处于良好的安全感之中。

(3)保持平常心对待疫情,相信政府能够控制疫情,自己和家人在严密防控下能够平安度过疫情。努力保持乐观豁达的心理状态,不纠缠于细小琐事,不过多要求子女在非常时期经常陪伴,自己多寻找方便开展的各种活动,以构筑和谐的家庭氛围为目标,多与家人沟通交流,通过手机或互联网与亲戚朋友适当感情联络也是一条不错的途径。

(4)合理的作息时间、均衡的饮食营养、适度的活动,都可以使老年人自身保持良好的身体健康状况与旺盛的精力,减少细菌、病毒的感染,同时还可以宣泄自己的负面情绪。

(5)一旦出现不良情绪和心理问题,不要去回避或做徒劳的抵抗,要学会接纳目前的情绪状况,可以征询相关的人员,在专业人员的指导下进行调整,结合一些心理学方面的简单技术(如放松训练、正念冥想、稳定化技术)是可以较快度过危机的。

(6)当通过自我调节而无法缓解负面情绪,内心依旧充满焦虑、恐惧或抑郁难眠,并影响睡眠、饮食时,建议尽早前往专业的精神心理机构进行相关咨询处理。

(7)老年人平时的心理调节也是非常关键的,而且是目前亟待解决的影响个人、家庭生活质量与家庭稳定和睦的严肃问题,对此国家及社会的关注度也日渐增加。关于老年人对自己权威无法维持的失落,我们要在认知层面去解决,毕竟"长江后浪推前浪",年轻人有着更加充沛的精力和对新事物的感应和学习能力,老年人要充分看到年轻人的优点,在年轻人遇到困难和挫折而需要帮助的时候,老年人可以利用自身的知识储备及丰富的社会阅历与经验帮助年轻人走出迷雾、更快成才;而在行动上,老年人应该积极寻找自己的兴趣和爱好,多动脑子,甚至可以进行一些创新性活动,遵循"用进废退"的原则,坚持学习、坚持科学用脑、坚持适度运动,这样有利于减缓身体与心理的衰老进程,还能不断学习新事物,继续为社会做贡献。老年人针对自身孤独和依赖的心理问题,要充分认识这些状况对自己和整个家庭成员的身体、心理的伤害性,在非疫情情况下积极走出去,多参加社会性活动,多参与群体性活动,主动积极创造与他人沟通交流的机会,有条件的还可以参与一些慈善、义务性的志愿者活动等,从中获得自我存在价值和社会获得感。而多疑、焦虑、抑郁、愤怒和恐惧这些心理问题的解决也可以参见以上两点。老年人要明白,生命终结是自然界的正常规律,关键在于理解人生存在的意义,珍惜目前所拥有的一切,并尽力让它们完美。保持与家庭成员良好的感情联络和交流,营造和睦友善的家庭氛围,从中得到更好的情感支持,去除不良情绪状况,就会极大地改变自己的认知水平。焦虑抑郁状况则多存在神经生理上面的一些改变,如果持续时间较长、程度较为严重,须及时前往专科医院就诊,由专业人员进行评估、咨询和治疗,一般都可以较快康复。

二、儿童青少年心理援助

(一)儿童青少年的一般心理特征

儿童青少年期指个体出生后到成年的发展时期,年龄范围一般是 0~18 岁。其概念名称及年龄划分按不同组织略有差异。如我国《未成年人保护法》第二条规定：未成年人是指未满十八周岁的公民。按世界卫生组织最新的定义标准，儿童为 0～17 岁，青少年为 10～19 岁，两者具有交叉性。而从发展心理学角度描述则更为细致，具体划分如下：个体出生到 3 岁为婴儿期；3～7 岁为幼儿期；7～12 岁为童年期；12～18 岁年龄段称之为青少年期。儿童青少年时期是人一生中个体生理心理发展最为关键的阶段，其身心发展尚不成熟和健全；不同年龄阶段又具有不同的特征。从我国疫情的实际需要出发，这里的儿童青少年期主要是指 3～18 岁这个年龄阶段。

儿童青少年期是构建自我认同、培养健全人格、发展社会技能的重要时期，但该时期个性的发展具有不平衡性、偏执性或极端性，身心发展的不平衡易导致一系列心理危机。

根据艾森克的人格发展理论，儿童青少年这一时期会逐渐经历基本信任和不信任的心理冲突，自主对害羞和怀疑的冲突，主动对内疚的冲突，勤奋对自卑的冲突，自我同一性和角色混乱的冲突。

（二）疫情期间儿童青少年面临的心理危机

几乎所有成年人面临疫情时产生的心理行为问题都可能发生在儿童青少年身上。由于儿童青少年处于生理心理发展的特定阶段，如人格发育尚不健全、心理状况不稳定、因社会阅历较少而对应激事件的承受和应对能力相对不足。因此，在面对重大生活事件时较成人更容易受到伤害，出现相应心理行为问题的性质与严重程度也有其一定的特殊性。

1. 症状原因剖析

儿童青少年这一特殊群体，由于自身内部多种冲突的存在，还要面对突发的灾难事件所造成的巨大精神压力。因此，极易出现一系列的心理行为问题。

（1）由于免疫力相对低下，客观上更易感染传染病，并可能因不堪承受周围复杂的环境而产生惊恐反应。

（2）未成年人认知水平较低，对疾病性质及发展的未知性和不确定性较成人为甚，这是儿童青少年容易出现心理危机的重要内因，也往往导致他们很难从传染病肆虐的"愁云惨雾"中走出来。即便是懵懂无知的年幼儿童，尽管他们无法理解目前的疫情，但可以通过周围成人的行为、情绪变化而感知到危险的存在。

（3）对于青少年群体而言，身心正处于迅猛发展阶段，这既是人生发展的活跃时期又是蕴藏诸多危机的时段。一方面思维活跃，有冲劲，对外界事物变化敏感；另一方面心性尚不稳定，自我控制能力低，此时面对外来强大的刺激和干扰，很容易产生诸多心理冲突而引发各种心理问题。

（4）低龄儿童多在父母庇护下成长，社会接触及人际交往相对狭窄，语言交流能力欠缺，虽可以进行一些活动如玩游戏、绘画等，但疫情期间长时间隔离在家，很容易产生无助、烦躁不安或过分纠缠父母等问题。

2. 常见心理行为问题及评估

1）感染确诊患者

目前资料显示，儿童青少年感染新冠病毒的病例相对较少，这一方面源于其保护措施好于成人，也与儿童免疫力比较低，容易感冒，形成抗体和交叉免疫有关。然而，儿童一旦确诊感染，则易长时间处于对疾病的忧虑和对死亡的恐惧中，精神压力巨大。加上在严格封闭的隔离病房治疗，极易出现各种情绪行为或睡眠问题。研究表明，突发严重灾难患者在心理上主要经历震惊、否认、忧郁、对抗治疗、适应 5 个阶段。常见有以下几种心理问题和精神障碍：

（1）急性应激障碍：指个体遭受突然发生且异乎寻常的应激源（如传染病暴发）时出现的一过性精神障碍，常在遭遇刺激后数分钟至数小时内起病，历时短暂，病程可持续几天到1个月，经及时治疗，预后良好。主要表现有：① 认知改变如意识、注意狭窄或处于"恍惚"状态，也可出现心因性遗忘；② 情绪症状如焦虑、恐惧、愤怒或抑郁、绝望；③ 行为变化如精神活动抑制、不愿见人（少数可出现激越性活动增多）或出现各种睡眠紊乱；④ 自主神经功能症状如心悸、手抖和出汗等。

（2）创伤后应激障碍（PTSD）：指由于个体受到异乎寻常的威胁性、灾难性的心理创伤后导致的延迟性反应，常在遭遇应激性事件后不久或经过一段时间（一般不超过6个月）后出现，病程持续时间要显著长于急性应激障碍，因迁延性和反复发作性导致其预后较差。有报道，我国灾后青少年PTSD发生率为6%～95.8%。PTSD主要有三组核心症状群：① 创伤性再体验（病理性重现，又称闪回），可表现为不由自主地回想创伤性的经历；反复出现附有创伤性内容的噩梦（梦魇），并常常在梦境中惊醒；反复发生错幻觉；反复出现触景生情的精神痛苦，面临与创伤事件相关或类似的事件、情景或其他线索时，出现强烈的痛苦体验和生理反应；② 持续的警觉性增高，表现为持续过度警觉，具备下列1项以上：入睡困难或睡眠不深或易惊醒；易激惹；注意力不集中；过分地担惊受怕；③ 回避，"趋利避害"是人类的本能，在创伤事件后患者对与创伤有关事物或情景采取持续主动回避的态度。部分患者还存在"心理麻木现象"，表现为兴趣索然或呆若木鸡，对外界缺乏信息交流，对周围环境产生强烈的非真实感。

（3）孤独与寂寞：隔离病房是一个严格封闭的环境，患者不能有家属留陪，为了减少交叉感染，同病房病友之间尽量少接触交流,患者不能出病房,走得最远的距离就是从病床到病房洗手间,医护人员不能时刻相伴。重症患者由于呼吸困难,与家人电话交流都很困难,每天能说的最多的话就是医生护士查房询问病情时回答的那几句,他们经常感到无比孤独和寂寞,仿佛被这个世界抛弃。

(4)抑郁与无助:突如其来的疾病袭击,感染患者不知如何面对既定的事实,病前对今后所做的生活计划(如婚姻家庭、工作、学业、人际关系等)都被打乱,出现丧失感、无助感,感到绝望,生活没有了希望,对所有事情失去兴趣,原有的世界轰然崩塌,自己成为家人的负担,生活充满痛苦与绝望,无法坚持。

(5)愤怒与激越:感染患者对自己未来不可预知的恐惧,对生活的失控感,以及感受到外界对自己的隔离,这些会让他们感到无助和愤怒,这种愤怒不仅体现在对医护人员的攻击情绪,还体现在对治疗的抵触和不配合。

2)医学观察/居家隔离者

本次疫情疑似感染者是通过集中隔离点进行医学观察,这对儿童青少年来说,可能是其人生中破天荒的第一遭。日常生活被打破,兴趣爱好被剥夺,难免会产生不适反应。加之这些隔离点大多为非正规医疗机构,对疾病的未知和不确定性,使他们担心被感染的恐慌一直存在。因控制疫情的需要,居家隔离对"自由限制"时间更长,儿童青少年的心理痛苦感越明显,且终日"宅家"有充足时间以及多种渠道来获得有关疫情的负面消息,负面情绪可逐渐加重,甚至超出自己的承载能力,极易产生以下心理行为问题。

(1)焦虑、抑郁:面对高传染性的"新冠"而产生的常见情绪反应有紧张不安、担心、害怕、恐惧、恐慌,进一步可出现情绪烦躁,容易激惹、发脾气,经常抱怨,严重时可能出现持续的情绪低落、兴趣减退、活动减少、食欲减退、绝望无助,甚至产生自杀念头。不同年龄儿童的表现形式有所不同,低龄儿童可能表现出闷闷不乐、表情痛苦、哭泣或过分依赖父母、出现分离性焦虑等;9～12岁儿童可能出现发脾气甚至攻击他人的行为。

(2)警觉性增高:由于担心疾病,夜晚难以入睡或睡着了仍眠浅多梦,或者反复做噩梦。对于环境及周围人的表现过度担心,逃避或回避一些信息、场景,反复查看疫情的进展,周围人出现咳嗽或打喷嚏便紧张不安,反复测量体温,反复洗手,人际关系变得紧张。

(3)躯体不适:心理问题和内心冲突躯体化,部分儿童青少年可能出现反复的躯体不适,如无明显原因的头晕头痛、心慌胸闷、呼吸不畅、疲乏酸疼、腹部不适、腹泻和尿频尿急等。

(4)成瘾问题:既包括物质滥用,也包括行为成瘾(如游戏障碍)。由于青少年自身的特点,一方面面临学业、恋爱、就业等问题,可能存在一定的心理压力,另一方面可能会受到一些社会环境及不良风气影响,因此青少年群体本身就是成瘾问题的关键人群,尤其是吸毒和游戏障碍的"重灾区"。根据入门药物及药物滥用发展升级理论,青少年的药物滥用和吸毒往往是从烟、酒开始的。在疫情危机时期,应激压力和不良情绪是发生成瘾行为的"导火索",而长期居家隔离为此创造了充分条件,加上一些青少年自控能力差,烟酒任意用,手机开怀刷,渐渐发现自己吸烟、饮酒量变大了。而在刷手机过程中,不仅沉溺于游戏不能自拔,而且可能接收到各种层出不穷的疫情消息,让自己无所适从,而产生焦虑恐慌情绪。

3. 心理问题的评估与诊断

心理评估与诊断是指在生物、心理社会医学模式的指导下,通过观察、问询、测验等手段获取相关资料,对个体的心理现象进行全面、系统和深入的分析,并结合有关精神障碍分类和诊断标准来形成心理问题和精神障碍的初步诊断,判断其是否存在或有潜在的心理健康问题及精神异常,从而便于早期预防和干预。常用的心理评估方法包括观察法、交谈法、心理测量法。这些方法均为个体在家中便能轻松进行的评估,低龄儿童可通过父母、家人或照料者的报告进行评估、判断。

心理测量法是对个体的心理现象或行为进行量化测定,是心理评估常用的标准化手段之一,其结果较客观、科学。以下介绍几个适用于儿童的测评量表:

1) 儿童抑郁障碍自评量表(DSRSC)

见表2-4。

表2-4 儿童抑郁障碍自评量表(DSRSC)

	没有(0)	有时有(1)	经常有(2)
1. 盼望美好事物	0	1	2
2. 睡得很香	0	1	2
3. 总是想哭	0	1	2
4. 喜欢出去玩	0	1	2
5. 想离家出走	0	1	2
6. 肚子痛	0	1	2
7. 精力充沛	0	1	2
8. 吃东西香	0	1	2
9. 对自己有信心	0	1	2
10. 生活没意思	0	1	2
11. 做事令人满意	0	1	2
12. 喜欢各种事物	0	1	2
13. 爱与家人交谈	0	1	2
14. 做噩梦	0	1	2
15. 感到孤独	0	1	2
16. 容易高兴起来	0	1	2
17. 感到悲哀	0	1	2
18. 感到烦恼	0	1	2

2) Conners 简明症状问卷（ASQ）

Conners 简明症状问卷（ASQ）是从《Conners 教师评定量表（TRS）》中选出 9 个条目再加上"容易哭泣、喊叫"条目而构成。具有条目简单、评估方便、省时、随时可以评估等优点，可用于医师、教师或其他研究者对儿童行为的快速评估，也可以用于治疗或干预前后行为的评估（见表 2－5）。

表 2－5　Conners 简明症状问卷（ASQ）

	无	稍有	相当多	很多
以下有一些有关您的孩子或学生平时或一贯表现情况的描述，请您仔细阅读，并对适合您小孩情况的答案进行选择。（0：无；1：稍有；2：相当多；3：很多）				
1. 活动过多，一刻不停	0	1	2	3
2. 兴奋激动，容易冲动	0	1	2	3
3. 惹恼其他儿童	0	1	2	3
4. 做事不能有始有终	0	1	2	3
5. 坐立不安	0	1	2	3
6. 注意力不易集中，容易分心	0	1	2	3
7. 必须立即满足其要求，否则容易灰心丧气	0	1	2	3
8. 容易哭泣、喊叫	0	1	2	3
9. 情绪变化迅速剧烈	0	1	2	3
10. 突然大怒，或出现意料不到的行为	0	1	2	3

3）儿童应激障碍检查表（CSDC）

见表 2－6。

以下是一组描述您孩子行为的问题。每一条目都描述了您的孩子现在或最近 1 个月中的情况，有"经常""有时"和"从不"三种描述。请尽可能地回答每一条目,即使有些条目似乎不适合您的孩子。"那件事"指的是您上面描述过的最紧张的经历。

表 2-6 儿童应激障碍检查表(CSDC)

儿童姓名: 性别: 年龄: 您与儿童的关系: 您的年龄: 填表时间:
1. 孩子诉说想起那(某)件事就不舒服 ○ 从不 ○ 有时 ○ 经常 2. 孩子容易受惊吓。如,听到突如其来的大声响就跳起来 ○ 从不 ○ 有时 ○ 经常 3. 提到那(某)件事孩子就不安 ○ 从不 ○ 有时 ○ 经常 4. 孩子显得麻木或与他/她的感受有距离(隔阂) ○ 从不 ○ 有时 ○ 经常 5. 孩子回避做令他/她思起那(某)件事的事情 ○ 从不 ○ 有时 ○ 经常 6. 孩子容易发怒或生气 ○ 从不 ○ 有时 ○ 经常 7. 孩子难以回忆起那(某)个事件的细节 ○ 从不 ○ 有时 ○ 经常

（续表）

---

8. 孩子难以入睡或持续睡看（不容易醒）
　○ 从不
　○ 有时
　○ 经常

以下一些关于儿童压力、创伤性应激方面量表可参考选择应用：

（1）《加州大学洛杉矶分校创伤后应激障碍反应指数》：根据《DSM－5》进行修订，目标人群为 6 岁以上儿童，包括 PTSD 核心症状及分离症状相关的问题。

（2）《儿童压力障碍清单（精简版）》。

（3）对于低龄儿童，应通过照料者报告进行判断，可使用《UCLA PTSD 反应指数·家长报告版本》或《学龄前儿童的 PTSD 症状量表》。

（4）以下英文网站信息可作为参考：儿童创伤性压力网络（http://www. nctsn. org/resources/onlineresearch/measures-review），PTSD 中心（http://www.ptsd.va.gov）。

心理评估与诊断的基本步骤：

第一步，判断心理活动正常与不正常，通常依据以下三项基本原则来进行鉴别：① 心理活动与客观环境统一性原则；② 心理活动内在协调一致性原则；③ 个性的相对稳定性原则。如心理活动偏离上述任意一条，则属于精神异常范畴（精神障碍），再按有关精神障碍的诊断标准来进行具体分类诊断。

第二步，判断心理健康与不健康，正常心理又分为心理健康与不健康两种状态。如个体遭遇应激事件产生内心冲突，出现了不良情绪与行为，又不能在一个月内自行消解的，应判断为不健康状态，应该考虑找专业人士做一些辅导。

第三步,心理不健康的鉴别分类,一般分为:① 一般心理问题,是由现实因素激发,持续时间较短(持续满一个月或间断反复两个月以上),情绪反应能在理智控制之下,不严重破坏社会功能,情绪反应尚未泛化的心理不健康状态;② 严重心理问题,是由相对强烈的现实因素激发,初始情绪反应强烈、持续时间长久(持续两个月以上)、内容充分泛化的心理不健康状态;③ 神经症性心理问题(即可疑神经症),是指已接近神经症的症状,也可以说是神经症的早期阶段,因病程不满三个月,若超过三个月就被诊断为神经症了。

(三) 心理问题的调适与干预

1. 一般心理调适

1) 儿童心理调适

(1) 儿童要保持正常的作息安排、生活秩序,合理安排学习、娱乐和居家运动锻炼,不过度使用电子产品。

(2) 家长应保护儿童免受过多负面信息的干扰。根据儿童的年龄段和认知特点,告知简单、清晰、必要的信息,树立战胜疫情的信心。

(3) 家长应保持情绪稳定,注重儿童的防护措施,但不要过度焦虑和紧张,营造安全、和谐的家庭氛围,保障儿童内心的安全感。

(4) 家长宜多陪伴儿童,多读书、讲故事、做亲子游戏。对出现烦躁不安、焦虑恐惧等异常情绪表现的儿童,宜多抚摸、拥抱、陪伴入睡等,通过增强亲子关系重建安全感。

(5) 对于儿童提出的各种问题,包括疫情、疾病、死亡等问题,家长要保持温和、耐心的态度,不回避、不批评、不忌讳,根据儿童的年龄和理解力给予适宜的回答。

2）青少年心理调适

（1）保持情绪稳定。避免长时间阅读或讨论负面信息。认识到因为负面信息而产生情绪波动是正常的。如果较长时间处于消极情绪中，要有意识地调节，转换想法，调整行为。

（2）保持健康的作息。保持健康睡眠节律，早睡早起，半夜不要看手机。保持健康饮食。即使不能出门，也要注意个人卫生。

（3）坚持每天锻炼。探索适合的锻炼方式，如做广播体操、垫上运动、跳街舞、八段锦、打太极拳、瑜伽等。

（4）参加课内、课外学习。利用各种网络资源有计划地学习。按照学校的要求，认真参加网络课程学习，完成家庭作业。

（5）提高信息判断能力。不信谣、不传谣，不要仅看信息表面，而要根据信息发布方的公信力、信息的支持证据和逻辑做出鉴别判断，避免受谣言误导。

（6）维护人际支持。通过远程方式与不能见面的家人、朋友、同学等保持积极联系，彼此表达关心。有情绪波动时可与亲友倾诉，可以为压力较大的亲友提供力所能及的情感支持。

2. 专业医学干预

（1）心理咨询和治疗：包括心理支持治疗、认知行为疗法、家庭治疗、逐级脱敏治疗、精神动力性治疗等（具体参见有关心理治疗章节）。

（2）药物治疗：应遵循心理治疗为主、药物治疗为辅的原则，对于一些严重心理问题可以适当短期使用精神药物处理。如抗抑郁药、抗焦虑药、情绪稳定剂及抗精神病药等。

一般来讲，儿科的临床用药与成人用药有很大的区别，尤其是在用药剂量上，一般按照疾病诊断、年龄段、患儿体重等指标确定治疗剂量范围。但是在精神科临床上，青少年的用药与成人没有太大差别,药物甚至剂型都几乎一样。用药的循证依据级别依次应是药品说明书、相关指南及专家共识。值得注意的是,苯二氮䓬类药物(BZDs)因具有快速改善焦虑、失眠及兴奋激越等症状,在精神科中被广泛应用,但同时具有中枢和呼吸抑制效应。而新冠肺炎属于呼吸道传染病,使用 BZDs 应谨慎,应尽量避免使用长效或强效的 BZDs,如需使用,一般选用中、短半衰期 BZDs,如奥沙西泮、劳拉西泮、咪达唑仑等,宜口服给药,遵从短期、最小有效剂量的原则,从小剂量开始,逐渐增量,以不产生严重嗜睡为宜,并严密观察意识、呼吸情况;对于重症患者,如权衡利弊后确需使用,建议在有严密监控的医疗环境中使用(如重症监护病房)。其次,虽然 BZDs 远较巴比妥类对快波睡眠(REM)抑制作用要弱,但仍可导致急性创伤经历的患者梦魇增加,建议选用适量具有催眠作用的抗抑郁药或抗精神病药来镇静催眠。此外,新药的研制和临床研究中,都不会把儿童和青少年作为研究对象,因此,新药的临床应用往往缺乏儿童和青少年的循证医学资料,选用也要慎重。

三、孕产妇心理援助

孕产期是女性生命中发生重大变化的时期,孕产妇心理健康与身体健康同样重要。孕产妇良好的心理健康状况有助于促进婴儿的身心健康,并能改善孕产妇自身的身体状况和自然分娩。孕产妇的心理问题不仅会直接影响其自身的健康状况,还会增加产科和新生儿并发症的风险,并影响母婴联结、婴幼儿健康及其心理适应能力等。新冠肺炎疫情的暴发,对于孕产妇这一相对特殊且弱势的群体来说,此时的心理健康显得尤为重要。

1. 孕产妇的一般生理心理特征

妊娠分娩作为育龄妇女正常的、自然的生理现象,使孕产妇的机体产生一系列的生理、心理改变,加之生活节奏加快、生活压力增大,孕产妇的焦虑抑郁发生率相较于普通人群来说处于较高水平。目前新冠肺炎疫情的发生使得孕产妇相较于其他群体更加脆弱,不仅在生理上抵抗病毒的能力较弱,心理上更面临更多挑战。

2. 孕产妇的常见心理问题

根据以往国内外学者关于孕期焦虑与抑郁症状的研究提示,孕期焦虑与抑郁发生率为 16.5%～25.5%。且孕产妇不同阶段有不同的焦虑抑郁相关因素,妊娠早期担心胎儿健康、对怀孕没有准备、担忧分娩疼痛等,妊娠中晚期担心胎儿健康、体型改变等,产后则担心乳汁不能满足新生儿需要、担忧影响工作等。目前,疫情的发生,又增加了孕产妇对病毒会影响胎儿等的担心,预计孕产妇心理问题的发生率会进一步升高。目前,还未有相关的研究发表,根据以往的数据,国外有研究指出,受地震这一灾难事件影响的孕妇在妊娠晚期尤其是分娩前期,伴随分娩过程的临近,其焦虑和抑郁症状可能进一步加剧。地震灾害所致孕期的焦虑和抑郁等心理障碍明显影响产妇及新生儿结局,分析其原因可能与孕期焦虑症和抑郁症患者常伴有体重减轻、食欲减退、睡眠障碍等症状有关,会影响胎儿生长,增加妊娠并发症的发生。面对新冠肺炎这一突发的灾难事件,如何预防及处理孕产妇的心理问题十分迫切。

3. 心理问题的诊断与评估

同普通人群相同,目前孕产妇精神心理疾病的诊断标准参照《ICD‐10》或《DSM‐5》。

心理现象研究方法及心理评估与诊断的基本步骤与本书儿童青少年部分大致相同。其中有几点加以说明:① 由于成人的特点,鼓励孕妇多用自察的观察法。"不识庐山真面目,只缘身在此山中",人们在应对危机的过程中,很多时候并不能意识到自己已经被不良情绪困扰和控制,通过有意识的自察,既可反现个体内心真实体验及深处的自动化想法,为专业人员的心理干预提供依据,同时负面情绪被自我觉察后,它的破坏力就会显著降低,从而起到自助作用。② 由于目前缺乏专门针对孕产妇的量表,可选择适合一般成人的自评量表进行自我评估,尤其是对居家隔离者,量表评估简易、快速而实用。③ 孕产妇遭遇应激事件时容易出现不同程度的心理健康问题,进而影响婴幼儿的身心健康发展。尽管我国法律有特殊的保护政策,目前也有一套比较成熟的心理干预体系,但在新冠疫情这样一个灾难事件面前,对于孕产妇的心理援助仍然是一个不容忽视的挑战。

1) 一般心理调适

(1) 营造舒适环境。回避不良环境,尽量不外出,居家休息,营造一个安静、舒适、整洁的生活环境。

(2) 合理安排生活。保持规律的生活作息,安排一些有意义的活动,学习孕产期相关知识,了解自身生理心理变化,做适当的家务和运动等。避免信息过载,适度查看权威的资讯以了解疫情相关信息,提升内心的确定感。

(3) 正确看待与应对反应。孕产妇处于生理和心理的特殊时期,在疫情影响下,更容易本能地感到紧张、恐慌甚至焦虑,学会接纳自己的情绪反应,减少自责等负面应对方式。在情绪不好时可以适当转移注意力,去做自己喜欢的事情,向家人、朋友倾诉宣泄,也可以寻求专业的心理学帮助,及时排遣不良情绪。

(4) 寻找情感支持。在孕产期丈夫应更加体贴,言语上多鼓励妻子,家人要给予具体帮助,如料理家务、照看婴儿等。同时积极寻找社会支持,朋友的嘘寒问暖、心理工作者的早期介入、社会的热心援助均可大大缓解心理应激。

（5）按照医生建议进行产检。去医院时不必过度紧张，做好自身和家属防护，遵守医院的防控要求。

2）专业医学干预

孕产妇作为一类极其特殊的弱势群体，由于生理和心理的巨大变化及两者之间的相互影响，对于内外环境的变化极为敏感，当面临迅猛而复杂的新冠疫情时常常会产生严重的应激反应，一些有严重心理问题的个体或精神障碍患者，往往需要更为专业的心理咨询/心理治疗，或者联合药物治疗。

（1）心理咨询和治疗包括心理支持治疗、行为治疗（如放松训练、应对技能训练等），认知行为治疗（CBT）、人际心理治疗、基于正念的认知疗法、系统家庭治疗等（具体参见有关心理治疗章节）。

（2）精神障碍孕产妇的药物治疗是每个精神科医生必须面对的两难选择。在妊娠期，母体和胎儿既独立又密切相连，用药时须考虑：① 精神障碍对妊娠期母亲及妊娠的影响；② 母亲精神障碍对胎儿的影响；③ 药物对妊娠期母亲及妊娠的影响；④ 产前药物暴露对胎儿、新生儿的影响。因此，如何恰当处理和合理选择药物对于患者来说至关重要。如果精神药物的使用不可避免，临床医生应注意与患者和家属充分沟通，共同商讨权衡利弊，尽可能降低精神药物对妊娠期妇女及胎儿或新生儿的不良影响。

通常来说，孕产妇用药须遵循以下几条基本原则：① 确诊新冠肺炎患者，应尽量避免使用苯二氮䓬类药物（BZDs），如确需使用，应严密观察意识、呼吸情况；对于重症患者，BZDs 为禁忌使用。② 在服药前做好风险告知，应向患者及家属讲明治疗与不治疗的风险与获益。要以孕产妇的安全为前提，只要孕妇的健康不受影响，而非药物性治疗方法又无效时，就应及时给予药物治疗。③ 患者应在医师指导下用药，医师在选择药物时应按照妊娠药物分类结合临床经验选择有效安全的药物。美国 FDA 为妊娠安全性制定了药物分类系统,共分为五类:A 类是对照研究显示无危险性;B 类是对人类无危险性证据;C 类是危险性不能排除;D 类是有危险性的阳性证据;X 类是妊娠期禁用。其中,抗精神病药除了氯氮平为 B 类,其他大多为 C 类;抗抑郁药除帕罗西汀为 D 类,其他大多为 C 类;情绪稳定剂中奥卡西平、拉莫三嗪、托吡酯、加巴喷丁为 C 类,锂盐、丙戊酸、卡马西平为 D 类;抗焦虑药丁螺环酮为 B 类,Z-药为 C 类;在 BZDs 中,地西泮、氯硝西泮、劳拉西泮、奥沙西泮、阿普唑仑及咪达唑仑为 D 类,而氟西泮、艾司唑仑、三唑仑、替马西泮为 X 类。用药时考虑使用 B、C 类,尽量避免使用 D 类,X 类为禁忌使用。美国 FDA 分级并不是临床用药的唯一标准,以上分级只是指某药对多数孕妇可能产生的不良反应而言,并不排除个体差异。临床使用历史较长的药物,其安全性等方面的资料较新药成熟和可靠,有利于预防某些迟发的不良反应。④ 医师应清楚了解妊娠周数,用药最好在妊娠足 4 个月开始,且用药要有明确的指征。注意用药剂量和使用时间,在服药期间加强监测。根据病情及时减量或停药,避免长期大量用药和多药联用。

(温成平,刘琳慧,王　静,应益飞,曹　江,周秀娟,陈志恩)

第三章
隔离者的心理问题及援助

面对严峻的疫情形势,人们不免感到焦虑和恐慌,担心自身的生命安全,这是人的本能反应。在这场人类与病毒的战斗中,不仅包括身体功能的抵抗,还包含内心世界对疫情的反应和耐受。为了防止传染病蔓延,现代隔离技术成为一种常见的疾病控制策略,但隔离措施给自由受限的被隔离者带来身心健康的影响。隔离者包括集中隔离点隔离人员、居家隔离人员。本次疫情集中隔离点大多选择党校、警校、宾馆等,被集中隔离对很多人来说是人生中的第一次,难免会产生一些困惑、无助、恐慌等心理问题;同时,集中隔离期内,担心感染的恐慌一直存在,会感到沮丧、紧张、无助、烦躁等。居家隔离也是一种"自由限制",会让人产生"孤立""疏离"等心理痛苦感,隔离时间越长,痛苦"感受"越明显。

第一节　隔离者的常见心理问题及援助解答

新冠肺炎疫情发生以来,人们生命安全受到威胁,普遍存在焦虑、抑郁、猜疑等负面情绪,加重了疫情带来的伤害。隔离措施对自由受限的被隔离者的身心健康造成负面影响。

一、隔离者的常见心理问题

（1）隔离引起的害怕、恐慌等反应。如担心自己被传染、害怕家人被传染，担心疫情会持续。

（2）出现焦虑、抑郁、沮丧、绝望、自责、愤怒等情绪反应。

（3）出现心慌、胸闷等症状。

（4）出现睡不着、睡眠质量差等睡眠问题。

（5）怀疑自己得了新冠肺炎。

（6）因生活缺乏交际和娱乐觉得孤独无聊。

（7）隔离期间原有精神障碍（焦虑、抑郁、睡眠障碍等）加重或复发。

（8）对网络上大量关于疫情的消息感到困惑。

二、上述问题的心理援助解答

（1）疫情引起心理恐慌、各种情绪反应怎么办？（第1、2、8类）

面对这样一个大事件，人们自然会出现一些情绪反应，包括焦虑、抑郁、自责和愤怒等。我们要正视并接纳自己的情绪，不要因此责备自己太脆弱、意志不坚定。我们可以向亲友倾诉，或是做一些能帮助自己放松的事情，如看电影、听音乐、做手工，哪怕哭一哭也是可以的。同样，如果您身边的亲朋好友出现了这样的情绪反应，也不要责怪对方，应给予理解、接纳及支持。将自己和家人的担心转化为具体行动，做好个人防护，帮助老人、儿童做好防护工作。如果您的情绪反应强烈且持久，自我调节无法缓解，可以寻求专业心理援助。科技的发展让我们可以从不同的途径了解信息，但各种消息层出不穷，徒增了焦虑恐慌情绪。可以减少刷手机的时间，每天定时观看官方报道来了解疫情相关信息，不信谣、不传谣。

（2）睡眠质量差、睡不着怎么办？（第4类）

面对肆虐的疫情，保持正常规律、健康的生活作息非常重要。应尽量保证生活的稳定，按时起居，虽然疫情期间不能外出活动，也可以在家进行适度锻炼，如瑜伽、健身操等，保证每日活动量。入睡前半小时不使用电子产品，避免浏览太多信息引起强烈情绪反应，影响睡眠质量。

（3）出现心慌、胸闷等症状，甚至怀疑自己得了新冠肺炎怎么办？（第3、5类）

有些人出现了一些身体不适症状，甚至怀疑自己感染了新冠病毒。首先，要知道出现这些担心、怀疑是自然反应。当身体出现不适症状时要注意观察，定期监测体温等变化，必要时至专业发热门诊就诊。还有一种可能，因为焦虑、紧张等情绪导致出现心慌、胸闷等症状，在排除感染情况后，可以通过自我调节、放松训练等来缓解身体不适，将这种担心和怀疑转化为具体行动。

（4）隔离期间原有的精神障碍复发怎么办？（第7类）

隔离期间，一定要坚持规律服药。家属应做好服药督促，并注意观察患者病情变化，了解复发征兆。如出现病情波动，对于已在社区登记接受随访服务的患者，可以通过电话、微信或短信等形式主动与社区精防医生或村（居）民委员会的工作人员联系，寻求帮助。如出现症状明显波动，在做好防护的前提下到附近精神专科医院就诊。

（5）隔离期间，觉得孤独无聊怎么办？（第6类）

隔离期间，应充实生活，转移注意力，不要长时间刷手机，可以做一些需要动些脑筋的活动，比如做一些运动健身、增进厨艺、整理房间、读书、学习一项新技能等，也可以与家人一起做游戏，促进家庭关系。虽不能聚会，也可以通过视频与亲朋好友联系，既沟通了感情,又避免增加感染风险。

【案例一】

Q:我从武汉开会回来被隔离了,最近总是感觉焦虑甚至恐惧,我该怎么办?

A:隔离时,我们会感到孤单、无助,会抱怨为什么会是我?情况会不会更糟糕?这个时期很煎熬,情绪也容易波动。不要着急让自己去控制这些念头和情绪,可以尝试接纳自己当前的情绪:我知道自己现在容易紧张,容易焦虑,因为我以前没有遇到过这样的情况,让我来看看自己现在的想法,试着把它书写下来,将自己焦虑甚至恐惧的问题具体化来反问自己。如我最担心与害怕的是什么?它实际存在吗?发生的概率有多大?然后试着再回归感受,了解目前的情绪有多少超出了理性的范围。利用现在的时间去试着学习一些情绪调节方法(如冥想、躯体放松、自我激励等)来处理当下的情绪。

其次,要学会自我调整与保护。如进行科学的自我防护,勤洗手、勤通风、减少外出等;在生活方面,尽量作息规律,丰富居家生活,与亲友互相支持,发展兴趣爱好,尝试记录自我安慰与激励等。要学会提醒自己:我并不孤单,许多有爱的人都在陪伴着我。在这个特殊时期,我的勇气、毅力和信念都在给我全新的人生体验。

情绪调节小贴士

(1)思维转换法:治疗师迈克尔·怀特曾经分享过这样的想法:生命就像一条路,当我们走在路上时,一直有障碍。我们跨过一个,接着又来了一个,这让我们感到很气馁。每次我们都不知道该如何跨过下一个障碍。但是,我们需要做的仅仅是回头看一下那些我们已经成功跨越的障碍。你有没有注意到,今天哪些事是比之前更好的呢?在家里,什么样的活动或互动让你感到满意和专注?写下来后,有没有发现当你不再专注负面新闻的时候,是不是情绪好多了?

(2)行动转换法:每个人都有一些想做而未做的事情,现在有大把的时间,不妨建立你的每日待办事项清单。比如,做一顿美味可口的饭菜,看一部开心的电影,读一本有趣的书,做个舒缓身心的瑜伽,为家人手工制作一件礼物,画一幅画,和家人打牌玩游戏,运动半小时,学习一项因平常工作忙无法坚持的新技能。当你把注意力放在自己想做的事情上的时候,不仅能摆脱坏情绪,还能收获一些成就感。

(3)正念吃葡萄干法:把几个葡萄干放在你手中。如果你没有葡萄干,其他食品也可以。想象自己刚从一个遥远的星球来到地球,那个星球上没有这种食物。现在,这种食物在你手里,你开始用你所有的感觉来探索它。闭上眼睛,先感受一下葡萄干和手指接触时的感觉,不太平整,硬硬的,也有些黏糊糊的;拿到鼻旁闻一闻,葡萄的味道好像不太浓,相反一股糖浆的甜味倒有些冲鼻;睁开眼睛,观察一下,原来葡萄干表面有那么多纹路,或深或浅。如果这是一颗微观世界的星球,那纹路便好像一排排沟壑肆意地散乱在大地表面。咬一口,有些粘牙,甜味慢慢弥漫了整个口腔,舌尖的甜味最为强烈,然后再蔓延开来;再咬几口,从门牙渐渐咬到大牙,然后葡萄干很自然地顺着唾液滑入了舌道,小小一块几乎没有感觉便进入了胃里。试着思考,葡萄干进入你的胃之后,还剩下什么感觉?在完成了这次全神贯注的品尝练习后,全身有什么感觉?

【案例二】

Q：隔离期间，我总容易感到胸闷气短等身体不适，我是被感染了吗？我该怎么办？

A：疫情当前，我们容易因为情绪波动而出现心身反应，别着急给自己贴上疾病的标签，试着去理性鉴别自己的躯体症状，转移注意力，与家人朋友交流，获得理解与支持，观察情绪与躯体不适之间的关联性，必要时咨询专科医生。如果是焦虑而引发的"疑病"症状，也就是总容易去关注自己身体的症状，并且会随着情绪波动症状加重，那么建议勿盲目前往医院，可以尝试自我调节，如告诉自己：这是我焦虑的身体信号，它想告诉我更好地关心保护自己。可以尝试找个安静的地方，用温暖的手触摸自己身体不适的位置，放慢呼吸，与自己身体温和地对话：我知道你的感受，我会好好照顾你的。还可以找几个葡萄干，用正念的方法吃葡萄干。或者我们可以回忆自己生活中欢乐美好的时光，想象世界上宁静美丽的风景，将这些积极的内容和自己联系在一起，认识到未来仍然饱含希望。可以想象森林、溪流等生机勃勃的场景，仿佛身心受到洗涤，内心的阴影被驱散，阳光普照大地。每次 10～15 分钟，每天进行 1～2 次积极联想，也能起到比较好的作用。

【案例三】

Q：我居住的小区有人确诊了，整个小区被隔离了，很担心自己被传染，该怎么办？

A：在这样特殊的时期，我们每个人都容易感到紧张、焦虑和担心，这是我们大家在不安全情境下的正常反应。你可以试着告诉自己，传染病暴发的确会给我们带来巨大的压力，甚至造成心灵创伤，产生一定的消极情绪十分正常。这些情绪每个人都会经历，它可能还会存在一段时间(约 2 周),但随着时间的推移会逐渐自我缓解的。这样的情绪反应虽然不舒服,但是可以帮助我们树立起更好的安全防范意识,远离危险。若你的消极情绪持续时间较长,担心症状加重,并影响到日常生活起居,可及时咨询专业人员。在此期间还要注意做好科学的自我防护,有发热、干咳、乏力及腹泻等不适症状时可以先通过网络、电话等方式咨询正规医疗机构,必要时到当地指定发热门诊就诊。

【案例四】

Q:我有疫区接触史,所以被隔离了,目前没有临床症状,我是安全的吗?

A:这个时候,密切地关注自己的身体状况很关键,要连续 14 天主动做好个人与家庭成员的体温监测,条件允许尽量单独居住或居住在通风良好的单人房间,尽量减少与家人密切接触,这样做可以有效地保护自己,保护家人。此期间可以通过网络与亲友保持联系,多增加交流与互动的机会。重视但不过度关注躯体反应,学习自我关怀,如自己感觉糟糕的时候,可以想象你的一个好友正和你有同样的感受,试着去安慰、理解他/她,把这些话语记录下来,试着对自己说,有时候我们对他人很宽厚,但对自己却很苛责。如有可疑症状,则须佩戴口罩及时就医处理。

【案例五】

Q:隔离期间,面对大量的疫情信息,我非常担心和恐惧,我该如何应对?

A:每天被大量的疫情信息填充,我们容易出现情绪卷入,会莫名感到烦躁,不想参与,甚至对此表现冷漠,但又会陷入自责。

试着告诉自己：你并不是冷漠无情，只是被陷入了"同情疲劳"中，而这是一种大脑的保护机制，是情绪耗竭时的一种提醒，它在告诉你，你累了，是时候该休息一下，照顾一下自己的情绪了。所以，如果觉察自己无法负荷更多信息，不妨给自己一个"蝴蝶拥抱"，即双手交叉放于胸前，中指尖放在对侧锁骨下方，如同蝴蝶翅膀扇动一样，缓慢地、有节奏地交替摆动你的手，给自己温暖的拥抱。在此期间，你还需要放下手机，主动隔绝疫情信息。如果无法做到，可以只关注某个可靠信息源，保持适度的关注即可。除此之外，在这样的关头，你更要对疫情做到"心中有数"，认真看电视节目和正规媒体关于新冠病毒的报道，了解病毒性质，掌握流行情况，不轻信某些传言。要相信政府公开的信息，要对政府的防疫工作保持足够的信心。也要认真了解相关的科学报道，相信科学研究对治疗疾病的根本性作用。要化恐慌为认真、科学、适度的个人防护。只要认真做好防护了，就不必再有更多的担心。

第二节　隔离者常见症状

一、出现创伤后应激障碍和抑郁症状迹象

在疫情期间，有相当一部分被隔离者感到痛苦，表现出创伤后应激障碍（PTSD）和抑郁症状的迹象。PTSD 是一种焦虑障碍，表现为回避与创伤经历有关的刺激、创伤的再体验，以及过度觉醒，例如警觉性增强。这种障碍可能在经历危及生命的创伤性事件后产生，如果创伤事件被知觉为一种人身攻击，那么个体对 PTSD 的易感性将更高。通过诊断访谈来确诊研究对象的 PTSD 症状，用

样本中 IES－R(《修正后的事件影响量表》)评分≥20 的比例来估计研究对象中创伤后应激综合征的患病率。由于该研究调查的大多数受访者都是医护人员,研究人员为对照组选择了与工作相关的创伤性事件。在这一人群中,尽管两种疾病临床症状不同,但 PTSD 的出现与抑郁症状的出现高度相关。凯斯勒的美国共病研究表明,PTSD 患者中,抑郁的发生率为 48.2%。研究发现,隔离时间越长,PTSD 的症状会更加严重。这一发现可能意味着,除了认识或接触新冠肺炎患者引起的患病风险,隔离本身可能会对被隔离个体造成创伤。与没有接触过新冠肺炎患者的人相比,认识或接触过新冠肺炎患者的人会出现更多的创伤后应激障碍症状;这表明,认知或接触新冠肺炎患者有可能提升他们对自己患病的风险感知。

二、家庭收入较低的被隔离者患病率增加

研究还注意到,家庭总收入与被隔离者的创伤后应激障碍及抑郁症状存在相关,随着收入降低,创伤后应激障碍及抑郁症状的发生风险提高。家庭总年收入较低的被隔离者可能需要更多的支持。由于这项调查是在网络上进行的,要求被调查者能够使用计算机。因此,调查对象很可能来自收入较高、受教育程度较高的群体。鉴于这些原因,这项调查的结果可能低估了整个被隔离人群中心理障碍的普遍程度。

三、严格遵守防护措施的人心理压力更大

并非所有受访者都遵守感染控制建议措施。我们尚不清楚为什么有些感染控制措施得到遵守,另一些措施却没有被很好地执行。缺乏知识、对这些措施的理解不充分,以及不堪重负的公共卫

生系统对这些措施强调得不够，都可能造成这一问题。特别值得关注的是，严格遵守感染控制措施（包括戴口罩的频率高于建议值）的人，往往有更大心理压力。在未与受访者面谈的情况下，无法分辨这到底是因为压力基线水平较高的受访者更可能严格遵守感染控制措施，还是因为遵守推荐的感染控制策略会导致更大的心理压力。但不管出于何种原因，通过加强教育和继续强调这些措施的原理，以及努力优化压力事件都可能减轻心理压力的痛苦。

　　当然这项研究有几个局限性。首先，与被隔离的总人数相比，实际被调查者人数较少，可能不能代表全体被隔离人群。其次，研究的取样工作受到限制，还可能存在自我选择效应，即痛苦水平最高或最低的人群，相比其他人更有可能参与调查。最后，被调查者需要懂得英语和会使用电脑才能参与，意味着他们的教育水平和社会经济地位可能比整个被隔离群体的平均水平要高。然而，即使意识到这些局限性，研究者还是选择了一种基于网络的匿名调查方法，因为对个人保密性的担忧使研究者无法访问他们的公共健康记录。调查数据表明，隔离措施可能导致一定水平的心理痛苦，并表现出创伤后应激障碍和抑郁症状。公共卫生部门的工作者、传染病医生、精神病医生和心理学家需要意识到这个问题。为了疾病的控制和社区的恢复，他们必须努力确定影响隔离和感染控制措施实际成效的因素，做好准备为因隔离受到负面影响（心理上的和社会性的）的人们提供额外支持。

（金国林，闫凤武）

第四章
确诊患者的心理问题及援助

新冠肺炎导致确诊病例日益增加,而确诊新冠肺炎患者是此次疫情的最大受害者,他们经受生理、心理的双重冲击。目前人们对新冠肺炎的了解不够,且又缺乏特异性、有效性的治疗手段,加之其较强的传染性,使得人们持续处于心理应激状态,已被确诊的患者尤为如此。

第一节　被确诊者的常见问题

伴随突发传染性公共卫生事件的发生,人们常会出现不同程度的心理应激反应。疫情暴发期间,被确诊者由于担心新冠病毒造成的严重后果,可能会感到无助、孤独、愤怒,甚至出现拒绝治疗、暴力等行为,他们正在经历的发热、缺氧、咳嗽等感染症状也会加重上述精神症状。他们在这场"战疫"中,更加容易会出现生理、认知、情绪及行为方面的反应。

一、生理反应

被确诊患者面对生活环境的改变、大量真假难辨疫情信息的轰炸及疾病本事对自身的不良影响,开始感到担忧、焦虑,甚至出现过度恐惧、紧张不安等应激反应。身体会因为上述压力而出现相应生理上的反应。如：睡眠紊乱、食欲改变、坐立不安、精力下降、疲倦、腹痛、腹泻、无明确原因的身体疼痛，以及胸闷、呼吸不畅、多汗、发冷、肌肉抽搐等。

二、认知改变

适度的应激可以提高个体的警觉水平，激发机体的活力，使人注意力、记忆力、思维能力增强，以适应和应对外界环境变化，有利于个体的生存与创造。但超出个体承受能力的应激，会使人出现意识范围狭小，注意模式改变，思维、记忆力减退等负面的心理应激反应。下面是几种常见的负面心理应激反应：

（1）灾难化：表现为过度夸大被确诊事件的潜在风险和消极后果。

（2）负面自动想法：被确诊者会将自己所看到、想到的最坏情景和自己联系起来。

（3）偏执：过分自我关注，分析问题狭隘、偏激，性情改变等。

除此之外，还可能出现注意模式改变、绝对化思维（非黑即白）、敏感多疑、记忆力受损和选择性遗忘等。

三、情绪反应

被确诊者会受多种因素影响，而产生不同程度的情绪反应。如：麻木、紧张、焦虑、恐惧、无助、抑郁、羞耻、愤怒等情绪。

（1）麻木：表现为对本次确诊事件的震惊，茫然失措，不知该做什么，或者出现一些无目的、下意识的动作与行为。

（2）焦虑：被确诊者对确诊事件及未来的事件过分担忧、紧张，无法集中注意力，惶惶不可终日。

（3）恐惧：基于对新冠肺炎未知的恐慌害怕，自身的躯体不适（气喘、呼吸困难等），或是病室内的紧张气氛，甚至病友的死亡，都使其陷入深深的恐惧及绝望之中。

（4）自责：被确诊者通常会对自己之前的行为充满悔恨。当曾与自己接触的家人、朋友被感染时，自己更容易陷入深深的愧疚中，将所有的过错归罪于自己。

（5）抑郁：被确诊者可出现情绪低落、兴趣索然、孤独、无助、无望、言语悲观等情绪状态，伴有睡眠问题、精力减退，食欲、性欲下降等身体不适感，严重时甚至有悲观厌世的言行。

（6）愤怒、不满：被确诊者对自己的将来存在未知的恐惧，因隔离治疗对生活产生失控感，以及外界资源支持的缺乏等，这些都会使其感到无助、愤怒、不满。这些情绪对外投射可表现为对家人、医护人员的言语及行为的攻击，对内投射可表现为对治疗的抵触和不配合。

四、行为变化

当被确诊者在应激事件的影响下，出现负面的情绪、不合理的认知改变，都会对其行为产生消极的作用。如：回避、依赖、物质滥用及敌对、攻击等行为。

（1）回避：被确诊者可能出现无法接受事实，回避检查与治疗，想摆脱医院、隔离环境等情况。

（2）依赖：被确诊者因隔离后环境改变，在未重新建立支持体系前，对外界较为依赖，希望得到他人的关注、支持和照顾。

（3）物质滥用：部分被确诊者会通过酒精、烟草等物质的使用来缓解紧张、焦虑、恐惧等情绪。但存在潜在的物质滥用的风险。

（4）敌对、攻击行为：被确诊者可能出现愤怒、不满、敌意、谩骂,甚至攻击他人的行为,也可能出现拒绝治疗等行为。

第二节 针对被确诊者精神心理问题的干预

2020年1月31日澳门大学健康科学学院项玉涛教授领导的研究团队在英国知名医学期刊《柳叶刀》上公布的一项最新研究结果显示,鉴于以往全球范围内病毒暴发的流行病学经验,在本次抗击新冠肺炎疫情过程中,实施全面的心理测试和相应的精神心理干预是必要的。

在这场"战疫"中,对于被确诊者来说,无论是身体还是心理都承受不同程度的威胁和考验,因此他们会出现紧张害怕的情绪,担心被歧视,产生负罪感,甚至会陷入崩溃边缘。解决被确诊者心理问题是其康复过程中不可缺少的一部分,健康的心理可以提高人体免疫力,调动机体功能。对被确诊者这一人群的心理干预,可以从以下几个方面入手。

一、规律作息,健康饮食

规律的作息习惯、健康的饮食有助于提高机体的免疫力,而免疫力在被确诊者康复过程中发挥着重要作用。尽可能每天安排适当的运动来增强自身体质,增强抵抗能力,建议可以制订一个短期计划。

二、保持理性,接纳当下

通过了解权威机构发布的新闻,进而理性、客观地认识、分析疫情信息,正确评价自己目前的情况。接纳目前须治疗或隔离的处境,方可冷静觉察自己的各种心理及躯体反应。

三、合理宣泄负面情绪,学会放松

在疫情的应激情况下,每个人对待应激性事件都有不同的认知和情绪反应,而此时出现负面情绪属于正常的应激反应。积极审视自己的情绪,接纳当下发生的一切,寻找合理的宣泄途径。可学习简单放松法、渐进性肌肉放松训练法,同时也可通过手机下载正念 APP 学习正念冥想等方式缓解压力,改善负面情绪。

四、保持良好的外在支持

在接受被隔离治疗期间,仍需要保持自己与外界的联系。在病情允许的情况下,首先,可与病友沟通,交换情绪和看法,建立相应的情感支持;其次,可以和家人、朋友打电话、微信,从他们那里获取安全感和鼓励,增强战胜疾病的信心。

五、寻求专业帮助

通过医务人员、心理热线或相关心理危机干预的微信平台寻求专业人员的帮助,获得可靠的心理支持。在心理危机干预人员的评估、指导下,通过心理咨询、心理治疗缓解负面情绪。也可采用 VR、rTMS 等物理治疗手段。同时,根据病情的严重程度,考虑是否需要药物治疗。

(1)助眠药物:非苯二氮䓬类,如右佐匹克隆、佐匹克隆、唑吡坦;苯二氮䓬类,如艾司唑仑、奥沙西泮、劳拉西泮、阿普唑仑、氯硝西泮。苯二氮䓬类具有呼吸抑制不良作用,需要特别注意呼吸功能。

(2)抗焦虑药物:苯二氮䓬类,如艾司唑仑、奥沙西泮、劳拉西泮、阿普唑仑;丁螺环酮、坦度螺酮胶囊。

（3）抗抑郁药物：艾司西酞普兰、舍曲林、西酞普兰、帕罗西汀、文拉法辛、度洛西汀、米氮平、曲唑酮。应用时注意药物不良反应及药物之间的相互作用。

（4）抗精神病药物：喹硫平、奥氮平、利培酮、阿立哌唑、氨磺必利、齐拉西酮、帕利哌酮和氟哌啶醇等。

（闵国庆，吴绍长）

第五章
一线人员的心理问题及援助

第一节 一线人员的心理问题

一、一线人员的定义

一般正常休假的时候，还需要继续工作、上班或者加班的各阶层劳动群众，就是一线工作者。

一线工作者包括服务人员、快递员、电路工人、外卖小哥、交警、医卫人员和环卫工人等。而在疫情特殊时期，更是离不开一线工作者的无私付出。据不完全统计，在疫情暴发初期，仅武汉奋战在一线的医护人员就有 17 万。他们都属于灾害的一级受害者，是心理干预工作的重点，如不进行及时科学的心理干预，部分人员可能发生长期、严重的心理障碍，其中，最直接面对新冠病毒的人群——医卫人员更需要长久的心理援助。

二、一线人员面临的困境

新冠肺炎是一种突发的具有较强传播性的传染性疾病，工作在一线的人员会面临各方面的压力。

（1）如何安全地工作。

（2）害怕被传染。

（3）从患者的健康状况衰退到死亡这段时间内，维持高强度的医患关系。

（4）患者有着广泛的服务需求。

（5）不断增加的工作量。

（6）其他社会人员的不理解、回避和恐惧。

三、一线人员的常见心理问题

心理问题是一种多维度的现象，由行为、生理、人际关系和态度等方面组成。

（1）抑郁：一线人员报喜不报忧，害怕家人担忧自己，压抑自己的情绪，情绪得不到疏解，长期会造成抑郁情绪。主要表现就是工作质量或效率降低，慢性疲劳，逃避与家人朋友的正常交往。

（2）强迫：病毒的无孔不入，让人防不胜防，因为过度担心而产生强迫的情绪。表现为不停地看手表等下班，失眠、噩梦和嗜睡，由于工作，减少与他人的交往，甚至会不停洗手，反复想一些小事情，且自己无法控制。

（3）恐惧：因为对病毒知识的缺乏，且疫情的发展超出预期，担忧自己被感染，担心家人的安危，会感到害怕，甚至产生恐惧的情绪。主要表现是失去乐趣，不敢独处，对一些病毒相关的事情反应过度等。

（4）焦虑：工作量的增加、工作流程的更改、不能很好地和家人团聚，会让一线人员产生焦虑的情绪。表现为总担心自己做不好事情，无法安坐，甚至会有一些易感器官出现问题，包括溃疡、偏头疼、胃肠不适和面部抽搐等。

（5）愤怒：面对患者的病情及疫情的发展，难以掌控规律，甚至无法救治或帮助他人,会感到生气、愤怒。主要表现是对亲密的人或同事表现冷漠,肌肉紧张,难以放松等。

第二节 一线人员的心理援助

本书提供的干预策略强调指导性。为饱受心理问题折磨的一线人员实施干预时,我们建议从以下三个不同的维度考虑。

一、通过训练进行干预

在对进入工作岗位前的一线人员的早期训练期间,要强调让他们改变自己的态度,以防止他们会过度卷入现场情境的问题中去。要让他们摘下有色眼镜,认识到太过良好的愿望对工作者和患者都没有好处。

当然,更重要的是学习了解应激反应,知道应对应激、调控情绪的方法,建议训练的方法如下:

(1)加强相对的安全感,给恐惧建立边界。没有绝对的安全感。休息的地方相比病房是安全的,有的地方可以相对放松,有的地方可以完全放松,恐惧并不是无处不在。

(2)聚焦于自己的控制感,接受"无能感"。与自己的无力感同在,反复强调"能干多少,干多少"。

(3)加强内在稳定性、内在力量、内在智慧。可以听音频资料或音乐(临床催眠并不完全是放松的,有的时候也需要力量的注入)。

(4)积极休息(心和身)。躺着睡觉、听音乐、听相声等。可以根据自己的感觉选择让自己舒适的方式放松休息——每个人其实都是自己最好的心理医生。

（5）自我鼓励。医护人员可以和自己对话："某某,你真棒! 你又坚持了一天,你又完成了一天;你又救了几个患者! 今天×××虽然去世了,但我们都尽力了。这是人类面临的一种困境,它不是我个人能力能够解决的,也不是我们一个传染科,或者中国一个政府能够解决的。"

（6）社会联结。这个时期同事们之间尤其需要紧密联结,相互支持。

（7）资源取向。可以憧憬过去、现在、未来的美好生活! 如躺在床上休息的时候可以想: 等这场疫情过去之后,我要去某个地方玩,那个地方我一直想去但没去过。然后,可以试着憧憬以后去玩的具体景象。

二、对组织后勤的干预

很多研究表明,所处的情境是一线人员心理状态的基础。一线人员是否能取得良好的工作效率取决于工作环境是支持他们,还是对他们造成压力。

（1）任何人的工作不能超过一定时间。虽然紧急情况会突然发生,但工作人员在进餐及休息时,不要让他们工作。

（2）在工作和家庭之间有清晰的界限。在可能的情况下,尽量让医务人员保持与家人和外界联络、交流,解除一线医务工作者的后顾之忧,家庭有困难的需要安排志愿者协助家庭生活,让一线人员可以安心地投入工作。

（3）坚持实行减压。每当有悲剧发生时,例如一个患者抢救失败或者有其他创伤性事件发生,医务人员都要进行减压,而且要尽可能迅速地完成。

（4）以团队的形式开展工作。向他人求助不会被看不起,组织不把"单干"的人神化。

（5）持续性、支持性的心理援助。一线人员和心理工作者最好的人数比是 6：1，每位一线人员每周都有一个固定的时间与心理工作者会晤，心理工作者的作用是倾听、提供共情的支持、提供咨询及与一线人员的管理者沟通。

（6）安全是必须保证的，舒适是工作环境的追求。不仅是为了病患，也是为了一线人员，清晰的安全程序要不断地教导和强化。而且，组织后勤要求配备工作所需的防护服、办公室等作为必要的保证。

（7）一线人员持续地得到内部和外部的正性强化。一线人员需要时常被鼓励：自己在工作中的某种行为表现非常好。

三、针对个体的干预

如果已经出现失眠、情绪低落、焦虑时，须给予专业的心理危机干预或心理健康服务。心理健康服务的主要功能包括：倾听、情感支持和分享社会现实。

（1）倾听。所有干预工作者均须定期有人以共情的方式倾听他的诉说而不给予任何建议或判定。

（2）情感支持。一线人员在困境中需要有人与之同甘共苦，即使他们相互的观点不完全一致。

（3）分享社会现实。当一线人员不能确定自己是否对现实环境持有正确的认知时，需要外部力量帮助其去确认，特别是当一线人员感觉自己失去对其来访者或组织机构的评价能力时，这种功能尤为重要。

具体的工作如何开展呢？这里向大家提供一项个人危机干预模型——个人危机干预修订版 SAFER 模型，由美国国际危机事件压力基金会专家制定,它目前是联合国外勤人员的通用模型。

1. 稳定化

(1)建立关系:首先根据场合简单做下自我介绍,建立信任关系。在危机干预热线中,很多人处于危机状态,说话头绪很乱,半天讲不到重点,援助者可以在对方叙述的时候进行评估,并用关切的态度询问对方:"有一些重要信息我来问您好不好?"考虑到心理干预性质和资源利用等综合因素,对于停不下来的热线,可以友好地提醒对方剩余时间,并询问:"您还有什么最重要的话要跟我讲吗?"并根据严重程度酌情建议或转介后续咨询。

(2)满足基本需求:危机管理需要在不同阶段做不同的干预,早期的危机干预通常最重要的是满足基本需求,包括衣食住行,保障有吃、有喝和保暖等。

(3)减轻急性压力源:这时候有什么急性压力源?比如有的人打电话,觉得自己有可能被感染了,有的人会担心他的孩子或者亲人,援助者可以想哪些社会资源能够帮到他。

(4)稳定化技术:我们常用的技术是安全之地,可以用引导语去问他:"你在哪个地方是特别舒服的、安全的,而且这个地方是有边界的、放松的?"去激发和唤起他们的躯体感受,就像吸收营养一样的,然后让身体重新恢复战斗。

2. 认识危机

邀请受助者叙述整个危机过程,发生了什么、他做了什么等。通过叙述事情的经过,也可起到一定的情绪宣泄功能。他可能一边说,一边哭,干预者要给予共情、理解。干预者要通过对方的叙述了解两方面内容:第一是了解危机事件的经过,第二是了解亲历者的心身反应,即他在这个过程当中有什么反应。这个部分的信息收集和记录主要是为了后续的干预工作服务。

3. 增进理解

利用上一阶段获得的信息，增进亲历者了解自己在认知、情绪、躯体、行为、三观（人生观、价值观、世界观）五个层面的"异常反应"，即对"非正常事件的正常反应"。

（1）认知层面：关于危机事件的想法，比如"我们医生就是堵枪眼的""把我们扔在这了，那些官员倒自己怎样、怎样""以后绝不能让自己的孩子学医了"之类的。

（2）情绪层面：愤怒、焦虑、恐惧、悲伤、无力感和无助感等。

（3）躯体层面：疲惫、紧绷、麻木、心慌、胸闷和头疼等。

（4）动作层面：坐立不安、不停地刷手机等。

（5）三观层面：比如对国家的看法、对政府的看法、对职业的看法都会受到影响。

这就需要我们进行心理教育，告诉他们，这些反应都是"正常人群对于非正常事件的正常反应"。通过正常化帮助他们理解，把这些反应归为当时情景，而非个体缺陷。当然，有的人本身就有创伤，经历危机事件后会把以前的创伤重新唤起，需要进行鉴别，必要时可直接转介。

4. 鼓励有效应对

帮助一线人员确定并加强"内在和外在资源"，如果只跟以前对比，就觉得什么都不行。治疗的时候需要看创伤，也要看资源，而在危机干预中，当事人经历危机，需要资源取向。作为干预者，有一双善于发现资源的眼睛是很重要的。假如干预对象是那些已经被感染者或者疑似病例，要被隔离，他也不需要去工作了，不需要持续战斗，就可以让他去想亲人们在盼着他回家，来增加他的生存动机，让他对这个事件充满留恋，等瘟疫过去之后好好享受生活。

5. 转诊

经历危机事件后可能会唤醒创伤,出现不同的反应,还要做其他精神障碍的鉴别。有的出现严重精神障碍的患者需要服用药物,应建议其及时就医。若有需要,则须转介给心理治疗、药物治疗的上一级治疗机构,从而更好更及时地帮到他们。

【案例】

张医生是某医院的重症医学科的医生,疫情发生期间被抽调到所在市的集中救治点,一直在救治点无法回家,工作过程中会紧张害怕。一天前和患者接触过后,脱防护服不规范,就开始担心焦虑,当晚无法入睡,担心自己被传染,工作也没有状态。

【分析】

该案例中的医生出现了典型的焦虑情绪,主要表现为睡眠不好、无法安心工作生活,属于应激事件后的正常反应。这种情况下,首先和他建立关系,然后用"这个人熟悉的床"这样一个指导语,因为他们奋战在一线特别辛苦特别累,让张医生用视、听、嗅、味、触等多个感觉通道去回忆那张床,回忆的过程,他就已经在感受那种休息、放松的感觉了。之后再进一步让他认识到,自己的反应是应激事件后的正常反应,同时让他学习一些在工作之后的放松方法,如冥想、听音乐、放松训练等。最后,鼓励他多和自己的朋友、家人沟通,可以多聊一些轻松的话题,憧憬一下以后的计划,以帮助自己保持轻松的情绪。

(吴绍长,张　岩)

第六章
返岗工作人员的心理问题及援助

第一节　返岗工作人员的心理问题

随着疫情攻坚战的展开，很多地区已经取得明显的防控效果，很多地方已经解除了封路，很多地方已经逐步有序地开展复工，随之而来的就是返工潮。这既是疫情获得全面控制的结果，也是国家社会经济发展的必要举措。

这是一个令你高兴的消息吗？还是一个令你忧虑消息？无论如何，这都是一个人们都等待了许久的消息。

重新返回期待已久的工作岗位，是兴奋？是漠然？是麻木？是各种不适应？

同时你是否也经历了以下变化呢？

好不容易习惯了线上办公，现在却突然要开始按时上班，不习惯怎么办？

原来公司解散了，返回后还要重新找工作，颇感困惑怎么办？

返岗路上这么多人，我会不会被感染了？

每天这么多确诊患者，很担心现在回去上班不安全，怎么办？

朋友觉得现在都复工了，说明疫情没事了，盲目乐观怎么办？

马上就要上班了，但是我还是每天睡不着，怎么办？

以上情况往往伴有恐惧、焦虑、易怒、多疑、悲观和注意力不集中等应激情绪反应。而这些情绪症状是可以互相传染的，从而导致工作效率下降。

第二节 返岗工作人员的心理援助

如何避免或者说如何帮助返岗工作人员从以上困境中走出呢？作为一名心理工作者，又能为他们做些什么呢？

一、学习相关防控知识，做好个人防护，避免过度焦虑

在社交媒体如此发达的今天，微信和抖音等渠道已经成为获取信息、新闻，获得知识的主要渠道。自媒体时代，各种公众号推文、小视频、网帖等传播的所谓"内部消息"层出不穷，要学会甄别，选择阅读有事实依据或官方公布的权威资讯，信息过载带来的过度焦虑和恐慌正在挑战我们。心理学研究表明，信息过载不仅会引发困惑和挫败感，还会导致视野受限从而影响判断。如何有效抵抗信息过载带来的负面影响，是每个人都需要完成的功课。工作中，尽量避免接触疫情信息等容易导致分神的内容，执行关键任务时，应杜绝无关信息，确保注意力集中在工作中。如果因对新冠肺炎过度担心而出现问题时，可及时向上级领导或同事求助，也可通过电话热线、在线咨询等方式寻求专业帮助。如果已经养成了手机依赖症，那么就适度远离跟疫情有关的信息，用手机做点别的事，可以跟朋友聊聊天，可以看看书，看看电影，也可以做做家务或者锻炼身体。甚至打开视频来个"云聚餐"也是不错的。让情绪宣泄出来，让情感流动起来，心理学家把这称为"寻求外部链接"。我

们应该认识到新冠肺炎作为一种传染病突如其来,对我们每个人来说,这都是一种强烈的应激情境,我们对环境威胁和挑战有一个适应过程,这不仅需要医护人员的专业治疗,还需要我们有一个积极的心态面对疾病。同时,我们也应该认识到这个疾病通过科学的方法是可以防范的。目前,全国大部分地区的疫情都出现了积极的变化,这就得益于科学的防范。

二、保持身心愉悦,积极适应新工作模式,遵守工作单位的防护要求

每天保持正常的作息和饮食以及适量的运动,减少精神上的紧张。通常缓解焦虑的最有效方式是转移注意力。因此,如果把注意力分散到放松、健身、亲子游戏等上面,对于焦虑、恐惧的体验就会变弱。从事这些活动,有助于缓解精神紧张,提高自信心,促进脑部多巴胺的分泌,让我们产生愉悦感。返工者应遵守工作单位、工作场所的防护要求;如果需要与同事远程协作办公,应积极学习和磨合,降低工作方式改变带来的紧张和焦虑。远程办公的返岗者,要尽快学习和适应线上工作方式,加强与同事的沟通和磨合。居家办公的返岗者,建议通过有仪式感的方式划分工作与生活的边界,如准时起床、穿戴整齐、找到一个尽量安静的地方作为工作区、清晰区分上班和下班与同事保持顺畅沟通等。

三、学会自我情绪管理

一要让他们学会觉察自己的体验和情绪,明确地告诉自己"我现在很不舒服""我很害怕""我有些烦躁";或者与较好的朋友或同事通过远程通话来相互诉说自己的情绪体验,当情绪被觉察或宣泄后,它的破坏力就瞬间降低了。当坏的情绪被觉察后,我们对好

情绪和爱的敏感度也会提升，与同事相互帮助，共同从不良的情绪体验中走出来。当无法通过自身调节而出现恐惧、焦虑、抑郁、易怒、多疑、过度亢奋、自责内疚、悲观或者困惑时，应及时向专业人员寻求帮助，通过一些专业的心理危机干预或心理健康服务来帮助他们，尝试一些放松练习、心理稳定化等心理调适技术，来帮助个体稳定情绪，恢复正常的心理状态。

（徐伟杰，闫凤武）

第七章
疫情期间的心因性精神障碍

新冠肺炎虽是一种躯体疾病,但在流行期间,不同人群常会出现不同程度的心理应激反应。如若这种应激反应超出个体忍受能力或危及生命时,个体易出现精神异常的表现。从某种意义上讲,它成为某些人的心理疾病,这种由心理社会因素所致的精神疾患统称为心因性精神障碍。这类疾病包括急性应激障碍和创伤后应激障碍和适应障碍。

第一节　急性应激障碍

一、概述

急性应激障碍,又称为急性应激反应,是指以急剧、严重的精神打击作为直接原因,患者在受刺激后立即(1 小时之内)发病,表现有强烈恐惧体验的精神运动性兴奋,行为有一定的盲目性,或者为精神运动性抑制,甚至木僵。如果应激源被消除,症状往往历时短暂,预后良好,缓解完全。

急性应激障碍出现与否以及严重程度与个体的心理素质、应对方式、当时躯体健康状态等密切相关。新冠病毒具有潜伏期短、起病急骤、病情凶险、变化快以及高传染性、较高病死率等特点，对患者自身或周围人群的健康与生命构成严重威胁；被确诊患者必须进行隔离治疗，对患者和家属产生严重的应激；一线工作人员被病毒感染，并肩作战的战友因而产生心理应激；前线工作人员遭受患者及家属的肢体和言语暴力，对亲历者和目击者也是一个巨大的心灵打击；一些媒体（个别境外传统媒体和国内自媒体、新媒体）对疫情不当的渲染对本就脆弱的公众心理也会造成较强烈的冲击。遭遇上述情况的人中，如果具有某些个性特征（A 型个性者、焦虑或癔症性格特征者）就更容易对外界刺激产生反应，并且反应强度也要大于其他人，可能因心理恐慌而产生急性应激障碍。

二、临床表现

患者在疾病的初期由于经历重大而突然的应激性事件，表现为对周围环境的觉察能力降低、对外界环境变化与个体的真实感受不符、意识清晰度下降、不能理会外界的刺激、注意狭窄、解离性遗忘等"茫然"状态。有些人对疾病产生病耻感、不敢见人等认知改变。个别患者还会出现片段的幻觉和类妄想症状。在情绪方面可以出现各种症状，包括对周围环境的茫然、激越、愤怒、恐惧性焦虑、抑郁、绝望。其中焦虑和抑郁最为常见，表现为过分紧张和恐惧，担心、顾虑很多，怕自己被误诊、误治或被他人传染，过分讲究清洁而反复洗手，对身体变化过分敏感，过分依赖医护人员，内心惶恐，有大祸临头甚至濒临死亡的预感；认为身患绝症，万念俱灰，情绪低落消沉，终日无精打采、愁眉苦脸、唉声叹气、郁郁寡欢、寡欲少动，对疾病的危险性存在病态的夸大，对治疗丧失信心，少数患者甚至要求写遗书交代后事。个别人员因为不能承受自身和亲人患病带来的痛苦和精神打击而出现自杀念头或行为。还有一些患者往往在获知病情后很快出现以精神运动性兴奋为主要特征的精神症状,患者的行为具有一定的盲目性、冲动性和攻击性,对治疗与护理不合作,否认有病或拒绝治疗,有些患者拒绝住院和居家隔离,对医务人员或社区工作人员有言语或肢体上的攻击。与之相反,还有患者表现为精神运动性抑制甚至呈不语不动、不吃不喝的木僵状态。在身体方面表现为自主神经系统亢奋症状,如心动过速、震颤、出汗、面色潮红等。这些症状往往在 24～48 小时后开始减轻,一般持续时间不超过 3 天。

温馨提示:疫情期间,当出现下列情况建议及时干预与治疗。

(1)突然表现出或感觉到好像病毒在不断地向自己袭来,无法阻挡,或者认为自己已经患上新冠肺炎即将死去而极度恐慌。

(2)当一想起、听到或看到自己曾经历过的有关疫情或病毒内容时就非常沮丧。

(3)感觉与自己身处的环境,自己的身体、记忆有疏离感或距离感。

(4)试图回避有关疫情的各种信息、环境、感受或身体感觉。

(5)对疫情特别敏感,有谈"疫"色变的感觉。

(6)听到意外响声或谈论有关疫情时会一惊一乍,感到心惊肉跳。

(7)情绪极不稳定、极度烦躁或愤怒,对人大吼大叫,甚至冲动毁物。

三、诊断与鉴别诊断

1. 诊断要点

(1)以异乎寻常的和严重的精神刺激为原因。

(2)表现为强烈恐惧体验的精神运动性兴奋,行为有一定的盲目性;或有情感迟钝的精神运动性抑制(如反应性木僵),可有意识模糊。

(3) 在受刺激后若干分钟至若干小时发病,病程短暂,一般持续数小时至 1 周,通常在 1 个月内缓解。

(4) 排除癔症、器质性精神障碍、非成瘾物质所致精神障碍和抑郁症等。

2. 鉴别诊断

(1) 分离性障碍:首次发病往往有明显的应激因素,尤其是在初发病时,可以表现为朦胧状态、假性痴呆等症状,很难与急性应激障碍区别。但是从分离性障碍患者的性格特点,症状丰富多变,在轻微不愉快的生活事件作用下反复发作,且发作具有明显的表演性、夸张性、做作性、暗示性、躯体转换性症状多见等方面可予以鉴别。

(2) 急性脑器质性综合征:由于感染、中毒、脑血管疾病等引起的谵妄状态可以表现为意识障碍、定向力障碍、精神运动性兴奋或抑制等状态,须与急性应激障碍相区别。急性脑器质性综合征有一定的器质性基础,意识障碍往往具有昼轻夜重的波动性特点,常伴有丰富生动的幻觉,以幻视多见。另外,体格检查的阳性体征和实验室检查的异常结果可以相鉴别。

四、治疗与干预

新冠肺炎确诊和疑似患者发生急性应激障碍后,首先应提供安静、明亮、宽敞、舒适、方便及人性化的隔离观察和治疗环境。在医院宜设置供患者专用的、安装有防护设施的病室,以方便监护、方便保护性约束为原则,严防自杀、冲动攻击及外逃等意外事件的发生。及时提供必要的适当的信息,对于舒缓患者的紧张焦虑、恐惧不安、悲观抑郁等负面情绪具有十分重要的作用。反复将治疗所取得的进展告诉患者，帮助患者确立对治疗的信心，调动患者配合治疗、战胜疾病的主观能动性。及时掌握并解决患者的心理状况与需求，并进行必要的心理疏导。病房可根据实际情况尽可能提供一定的沟通管道，如电话、对讲机、邮件传送、微信等，使患者能与家人、亲友、医护人员等通过文字、图像、声音等建立联系。病房配备临床心理治疗师，及时发现并处理患者及工作人员的心理问题。对上述人员进行个别和集体心理治疗（具体见相关章节）。对于精神症状突出的患者，应及时请精神专科医生会诊，进行适当的治疗，主要是对症治疗。适当的药物可以使患者症状较快获得缓解，便于心理治疗的开展和奏效。

应遵循的基本原则包括：按临床症状群选择针对性治疗药物；用药过程中，特别注意观察精神药物的不良反应，尤其是对呼吸、循环和脑功能的不良影响，以及与其他治疗药物间的药物相互作用等。此外，由于病情变化迅速，躯体危急情况随时可能发生，需要对药物种类、剂量、服药时间及频度等随时做出调整。

第二节　创伤后应激障碍

一、概述

随着疫情的持续进展，这一疾病传染性强、病死率高，在社会上引发了广泛的心理压力和恐慌焦虑，其中承受压力最大的无疑是新冠肺炎感染者和一线的医务人员。患者必须告别家人接受隔离治疗；住院时又比其他疾病患者体会到更多不确定感和危机感；

出院初期还会感受到周围人的回避甚至歧视，许多人也会因传染了别人而自责；更有不幸的患者有家属患病去世，难以承受这种突如其来的丧失感；有些前线医务人员目睹战友在疫情防控工作中倒下，产生巨大的心理创伤；少数亲历者因自身承受和应付能力不足，在此过程中可能会出现创伤后应激障碍。创伤后应激障碍是由于受到异乎寻常的威胁性、灾难性心理创伤，导致延迟出现和长期持续的精神障碍，常在遭遇应激性事件后不久开始或在经过一段时间（一般不超过 6 个月）后出现，有些患者可持续多年，预后较急性应激障碍差。个体人格特征、个人经历、社会支持和躯体健康水平等也是病情和病程的影响因素。

二、临床表现

创伤后应激障碍的核心临床表现有三组：创伤性再体验、麻木症状和回避。所谓"创伤性体验"是指与创伤有关的情景或内容在患者的思维、记忆中反复再现，闯入意识之中，萦绕不去；还可出现严重的触景生情反应，是 PTSD 最具特征性症状，具备两个特点：第一，对未来的情绪体验具有创伤性影响。第二，是对躯体或生命产生极大的伤害或威胁。回避的内容包括创伤有关的场景、想法、感受和话题，避免相关交谈，甚至出现相关的"选择性遗忘"。许多患者出现"情感麻木"的现象，给人以木然、淡漠的感觉，有社会性退缩，对未来缺乏憧憬，甚至觉得万念俱灰，严重的则采取自杀行为。警觉性过高的症状包括睡眠障碍、易激惹、容易受惊吓和做事不专心等。

温馨提示：在疫情期间经历了精神打击后，当出现下列情况建议及时干预与治疗。

（1）头脑中突然出现或感觉过去经历的疫情事件又发生一次

或出现一些片段内容。

（2）当遇到某些事情时又使你想起曾经经历的疫情压力事件并感到沮丧。

（3）总是试图回避与疫情有关的想法或经历。

（4）你认为自己或亲人患新冠肺炎是由于自己或亲人没重视或没防护好；或是自己没尽到一切责任而发生。

（5）你在患新冠肺炎痊愈后或在经历这段疫情后有非常负面的情绪，如持续感到害怕、愤怒、愧疚和羞耻等。

（6）在疫情过后对之前自己喜欢的事情不感兴趣了。

（7）非常"警觉"，持续留意是否有危险。

（8）当听到意外响声时会心惊肉跳，或一惊一乍。

（9）变得极度烦躁或愤怒，对别人大喊大叫，甚至冲动、毁物。

三、诊断与鉴别诊断

1. 诊断要点

（1）遭受异乎寻常的创伤性事件或处境（如天灾人祸）。

（2）反复重现创伤性体验（病理性重现），可表现为不由自主地回想受打击的经历，反复出现有创伤性内容的噩梦，反复发生错觉、幻觉，反复出现触景生情的精神痛苦。

（3）持续的警觉性增高，可出现入睡困难或睡眠不深、易激惹、注意力难以集中、过分担惊受怕。

（4）对与刺激相似或有关的情景的回避，表现为极力不去想起有关创伤性经历的人与事，避免参加能引起痛苦回忆的活动，或避免到会引起痛苦回忆的地方，不愿与人交往，对旁人变得冷淡，兴趣爱好范围变窄，但对与创伤性经历无关的某些活动仍有兴趣。对与创伤经历相关的人和事选择性遗忘，对未来失去希望和信心。

(5) 在遭受创伤后数日至数月后,罕见延迟半年以上才发生。

2. 鉴别诊断

需要排除情感障碍、其他应激障碍、神经症等疾病。

四、治疗与干预

药物治疗和心理社会治疗都被证实有效,但各自有其优势和不足,心理社会治疗在开始或中间使用,也可以直接替代正在进行中的药物治疗。

1. 心理治疗

最常用的是焦虑控制训练、暴露疗法和认知治疗。焦虑控制训练是帮助患者控制焦虑的水平,焦虑是 PTSD 患者的基本症状,因此焦虑控制训练方法对患者的闯入性体验、警觉、回避三类症状都有效。暴露疗法是让患者在放松状态下,面对创伤性事件(可以是回想的,也可以是模拟的),学会控制他们的恐惧体验。此法起效快,尤其对闯入性体验症状有效。认知疗法的目标是改变患者的错误认知。PTSD 患者常认为世界充满危险,个体过于渺小和无能无助,表现有回避社会、兴趣下降、罪恶感或内疚感,认知疗法对这些症状疗效较好。

2. 药物治疗

抗抑郁药物是治疗各个时期 PTSD 最常见的选择,并且能够取得比较好的效果,抗抑郁药物首选 SSRI 类药物,其中舍曲林、帕罗西汀、氟西汀证据较高。其他药物则可包括抗焦虑药物、镇静剂等,其中苯二氮䓬类可慎用于并发惊恐障碍的但没有精神活性物质滥用史的 PTSD 患者。此外,治疗中还应注意自杀、共病和睡眠紊乱等问题。

第三节 适 应 障 碍

一、概述

疫情期间,为有效控制疫情,避免因人员流动造成的交叉感染,政府果断采取封城、封路、封村、封社区,疫情严重地区甚至采取封户的办法来切断病毒的传播,这样严重打乱了人们原本的生活节奏和方式,大家变成了"宅男""宅女";一些医学观察对象被要求到隔离点或居家隔离;前线医务人员和确诊患者在特殊的场所(负压病房或方舱医院等)进行较长时间的工作或救治,在这场疫情阻击战中面临着难以想象的内心挑战。个体在这种明显的生活改变或环境变化时所产生的短期和轻度的烦恼状态和情绪失调,并伴有一定的行为变化的情况称之为适应障碍。

二、临床表现

适应性障碍一般在应激性事件发生后 1~3 个月内发病,表现形式多样,成年人主要以情绪障碍为主要临床表现,焦虑、抑郁以及与之相关的躯体症状(头痛、心慌、胸闷、腹部不适等)都可以出现,但达不到抑郁症和焦虑症的诊断标准,少数患者可能出现烟、酒依赖,个别人会出现消极观念或行为。一般而言,症状的表现与严重程度与患者的个性有密切关系。

温馨提示:在疫情期间,当出现下列情况建议及时干预与治疗。

(1)变得心神不宁、心情烦躁,甚至是坐立不安。

(2)出现莫名的烦恼,无故地担心一些不好事情会发生。

（3）出现心情不好，甚至对什么事情都不太感兴趣。

（4）出现浑身乏力，提不起精神，甚至对人生目标没有打算。

（5）常无故感到心慌、气短、胸闷、身体不适，睡眠变差。

三、诊断与鉴别诊断

1. 诊断要点

（1）有明显的生活事件作为诱因，特别是生活环境的改变，精神障碍发生在事件后的 1 个月之内。

（2）有证据表明患者的社会适应能力不强。

（3）以情绪障碍为主，表现为烦恼、焦虑、抑郁等，同时伴有适应不良的行为和生理功能障碍，未达到焦虑障碍、抑郁障碍的诊断的标准。

（4）有明显的社会功能受损。

（5）病程至少 1 个月，最长不超过 6 个月。

2. 鉴别诊断

主要与抑郁障碍和人格障碍相区别。

四、治疗与干预

在居家隔离的生活中，首先建议规律作息，避免昼夜颠倒；均衡饮食，避免暴饮暴食；适度锻炼，缓解紧张情绪。其次，要与家人进行有效沟通，避免发生不必要的口角。再次，劳逸结合，学习和娱乐均衡，避免疫情过后又需要去适应原来的环境。对于疫情一线的医务人员，首先要保证足够的睡眠和休息时间，根据疫情的控制和缓解以及后续医务人员的人数补充，及时调整工作时间，实行适当的轮休制度，休息期间在固定休息场所内进行身心放松，与家人视频沟通，缓解紧张情绪，如有必要可以向心理医生寻求帮助，提高自己的应对能力,学习消除或缓解症状的办法。在隔离点(如方舱医院)进行医学观察的人员根据病情的情况,可以组织适当的体育活动或播放音乐或视频,放松身心。对于有症状者可短期选用抗焦虑或抗抑郁药物治疗。

(朱桂东,吴绍长)

第八章
心理援助热线常见问题

第一节　心理热线接线流程

　　为做好防控疫情的社会心理服务工作,向公众提供心理支持、心理疏导等服务,预防与减轻疫情所致的心理困顿,防范心理压力引发的极端事件,全国各地都设立应对疫情的心理援助热线,但有些地区心理热线是在无基础的情况下新设立的,有些热线咨询服务人员对接听心理热线中应注意的接线流程还不熟悉,接下来就为大家简单介绍一下:

一、注意事项

　　(1)电话接通时,一般在电话铃声响了两次后拿起,不能拖延太久。

　　(2)咨询结束时,要等对方挂断电话后咨询师才能再挂断(基本礼仪)。

　　(3)在咨询过程中,说话要语调自然,态度亲切,语速适中。

　　(4)咨询中或咨询后,要及时做好记录。

　　(5)咨询中的建议或指导性建议不能与国家法律法规相抵触。

　　(6)对不适合自己咨询的问题和对象,如双重身份者(阻抗、移情等),要学会婉然拒绝或转介给另一位心理咨询师并说明其原因。

(7) 对于有可疑精神疾病或危机者,应及时转介给相关机构和专业人员,并建议对方留下联系方式。

二、接听程序

1. 开始阶段

(1) 时间:3 分钟以内。

(2) 工作要点:自我介绍,打开话题,了解当事人的基本情况(称呼、年龄、职业、文化程度等)确定是否合适电话咨询。

(3) 常用语:① 你好,这里是×××心理咨询服务热线,请问有什么可以帮助你的吗? ② 请你放心,你所说的话我绝对保密。

2. 倾听阶段

(1) 时间:10~20 分钟。

(2) 工作要点:耐心倾听,并给予积极关注,适时地提问和引导,使当事人的情感得以宣泄,认知得以梳理清楚,促使其自我领悟、内省。

(3) 常用语:① 你不妨把你遇到的苦恼和麻烦说出来,我们一起来面对,探讨解决问题的方法。② 你刚才提到的……可以说得再具体一点吗?

3. 分析阶段

(1) 时间:5~10 分钟。

(2) 工作要点:在倾听的基础上,对当事人的问题给予适当的内容和情感反应,使其认识到自己的问题所在,认识问题形成的生理、社会和心理原因,促使当事人对问题的领悟。

(3) 常用语:① 好的,我们不妨一起来讨论一下你刚才所讲述的内容。② 我来概括一下你刚才所说的问题,你看是不是这样……? ③ 您刚才讲到……,是这样的吗?

4. 建议阶段

(1) 时间:5~10 分钟。

(2) 工作要点:依据有利于当事人原则,给予当事人适当的建议或指导,助人自助,帮助当事人自我成长,但不应代替当事人做决定。

(3) 常用语:① 我相信你能勇敢面对这些问题,并且有能力学会处理它们……② 你有一次成功的或例外的经验吗? ③ 你不妨尝试如下的一些方法……

5. 结束阶段

(1) 时间:1~2 分钟。

(2) 工作要点:应用委婉、温和的方式将话题引向结束,感谢对方对我们的信任,或者约好下一次咨询的时间,建议当事人参与其他形式的心理自助,或转介专业机构,继续咨询或治疗。

(3) 常用语:① 对不起,我们这次预定咨询的时间已经到了,很高兴和你聊了这么多,欢迎下次有困难时,再次拨打我们的咨询热线,感谢你对我们的信任,再见。② 你的问题不是一两天形成的,也不可能一次咨询就能完满解决,我们约个时间再聊好吗?

第二节 心理热线接线员的自我照顾

心理热线接线员每天接触各种来访者,有很多的压力需要承受,如何让自己维持身心健康的状态非常重要。怎么保持心理能量充沛？答案是自我照顾。

自我照顾是为了维持心理热线接线员本身的身心健康状态，让自己可以进行专业的心理助人工作，是相当重要且不可或缺的部分。心理热线接线员的自我照顾范围很广，包括生理、心理以及社会层面的部分，每个心理热线接线员所使用的方法不尽相同，主要有休息、专业进修、生活与工作切割，还有与同事的情感互动、经验交流，下面就介绍心理热线接线员自我照顾的几种做法。

一、睡眠和休息

心理热线接线员需要得到充足的睡眠，严重而强烈的困意大概是倾听来访者时最糟糕的状况了，而且有些来访者会引发心理热线接线员的发作性睡眠反应，会让心理热线接线员被精神疲劳包围。睡眠不足会损害心理热线接线员思考。

心理热线接线员当发现不可能充分照顾到所接受的每一个来电者的时候，要学会原谅自己。要给自己订立恰当的奉献尺度，对合适尺度的感觉保持觉察。

二、保持自身的健康

虽然心理热线接线员可能会有一个假设，就是如果自己处于良好的情绪状态，那么身体也会健康。但是有些时候可能会滑到全能式的否认中，他们可能会忽略了现实存在的人类脆弱性，所以还是要进行常规的身体检查。

为了维护健康，心理热线接线员需要花些时间来进行身体的锻炼，可以选择自己喜欢的锻炼方式，或者是和朋友、同事共同策划，定期的身体活动也可以与玩耍相结合。

正念对于改善情绪、缓解压力、提高觉察力的效果是非常好的。也推荐大家经常做些正念的练习。因为心理热线接线员需要经常坐着进行热线接听，要长期伏案书写，所以普遍存在的身体问题就是背部和颈部的问题。当然首要的是要提前预防，如果出现损伤，那么可能要去找外科医生，或是找治疗师做一下按摩。

三、在日常过程中的升华

心理热线接线员在咨询时间苦苦压抑自己，有时会面对几乎不可忍受的压力，他们需要在其他地方释放自己的冲动和情感。如果能够以积极的方式，或者是对社会有用的方式来表达，那就是升华。

（1）情感支持：在咨询过程中，心理热线接线员的一些成熟而合理的自恋需求是可以得到满足的。来电者对他们心存感激，他们很好地完成工作所带来的成就感，都是他们自恋满足的来源。但是，他们还需要在工作之外，获得正常自恋满足的机会。比如说从朋友、家庭成员那里获得情感支持，获得欣赏。

（2）专业支持：心理热线接线员可以持续进行个体/团体督导，或者与其他的同事一起工作。工作的时候，可以彼此间相互安慰，释放预期的情感，也可以进行黑色幽默式的打趣。

（3）兴趣爱好：心理热线接线员在闲暇之余，可以培养自己的兴趣爱好，兴趣爱好可以使他们暂时忘记遇到的挫折，也可以帮助他们缓解压力和紧张，享受生活的快乐。不管形式是怎么样的，重要的是不要让工作将自己吞没。

心理热线接线员从进入心理治疗领域的一开始就应懂得如何自我照顾，并一直坚持。这不仅有助于他们的专业成长和职业发展，还可以促进他们自身成长，以及让他们从家庭、情感生活中收获更多的幸福感。祝愿大家都能有放松、平和、稳定、幸福的状态，去过真实的生活，去帮助求助者。

第三节　心理热线中常用技术和方法

一、倾听技术

耐心仔细地倾听来电者的叙述是电话心理咨询中最常用和最有效的方法。在国外，有人将热线电话服务称之为倾听疗法，因为绝大多数的电话求询者在遇到挫折或者一定程度的心理社会逆遇时才会打电话求助，他们希望有人能够理解和倾听他们内心的感受，得到心理上的支持。

倾听中应注意：① 在电话心理咨询中，一般要求工作人员应以开放式提问来开始会谈，如："可以告诉我有什么苦恼吗?"② 等待对方的回应，在求询者没有讲完之前应保持安静和耐心，注意听，不要打断，突然插入提问；③ 对方讲完以后想一想，反问自己，他想告诉我的是什么？ 他的言外之意是什么？ 他为什么会这么想？ ④ 必要时插入一些短语，通常是过渡性的，以保持交谈，如："嗯，对，是，这样很好，讲下去，还有呢"等；⑤ 根据对方的话迅速提出问题的症结，并用澄清、释义、归纳、概括、复述、反馈等方式，保持会谈的继续和深入。

二、影响技术

（1）面质：又称质疑、对质、对峙、对抗、正视现实等，是指咨询师指出求助者身上存在的矛盾。一般是直接指出求助者描述中的问题,简单明了,旨在帮助求助者正视问题。面质对咨访关系要求较高,易产生阻抗。

(2) 解释:即运用某一种理论(一般是心理学的)来描述求助者的思想、情感和行为的原因、实质等,或针对求助者的某些表现对求助者本人进行说明,让其了解该表现产生的原因、过程等。解释与释义的区别在于站的角度不同,解释是站在咨询师的角度去对求助者进行说明,释义则是站在求助者的角度,对求助者本身言谈的归纳。

(3) 指导:即咨询师直接指示求助者做某件事、说某些话或以某种方式行动。指导是影响力最明显的一种技巧。

(4) 内容表达:是指咨询师传递信息、提出建议、提供忠告、给予保证、进行解释和反馈等。广义上的内容表达贯穿始终,反馈本身也是一种内容表达。凡是进行说明的,都可认为是一种内容表达。

三、解决问题的技术

相当一部分的电话求询者是因为面临生活逆遇,同时又缺乏解决或处理问题能力才会寻求帮助的,因此让他们学会如何解决问题,应付挫折,是电话咨询的重要内容。解决问题的技术一般分以下五个步骤。

(1) 了解和澄清问题的性质,并罗列出所有问题。

(2) 明确"路是一步一步走出来的,问题也是一个一个地解决",先解决一个最主要、最迫切的问题。

(3) 帮助求询者考虑各种可能解决这一问题的方法,并从中选择最切实可行的一种。

(4) 将自己的选择或决定付诸行动,在实践中验证。

（5）评估实践的结果。实际上，作为一个电话心理咨询工作者，对每一位求询者的问题都应从三个方面（即对问题的看法或认识水平、可能的环境或社会支持，以及心理应付或防御机制）来了解和解决。

（张　岩，吴绍长，闫凤武）

主要参考文献

［1］American Academy of Sleep Medicine. International Classification of Sleep Disorder（3rd de.）［M］. Darien, IL: American Academy of Sleep Mecicine, 2014.

［2］Barabasz A, Barabasz M, Christensen C, et al. Efficacy of single — session abreactive ego state tllerapy for combat stress injury, PTSD, and ASD［J］. Int J Clin Exp Hypn, 2013, 61(1): 1－19.

［3］Bogoch I I, Watts A, Thomas-Bachli A, et al. Pneumonia of unknown etiology in Wuhan, China: potential for international spread via commercial air travel［J/OL］. Journal of Travel Medicine,（2020 － 01 － 14）［2020 － 01 － 30］. ［EB/OL］ http://www. researchgate. net/publication/338656899_Pneumonia_of_Unknown_Etiology_in_Wuhan_China_Potential_for_International_Spread_Via_Commercial_Air_Travel.

［4］International Critical Incident Stress Foundation. Assisting Individuals in Crisis（5th ed）.

［5］International Critical Incident Stress Foundation. Group Crisis Intervention（5th ed）.

［6］Kabat-Zinn J. Mindfulness-based interventions incontext: past, present, and future［J］. Clin Psychol: Sci Pract, 2003, 10(2): 144－156.

［7］Neal D. A lot of mental illness starts in adolescence. Therefore should we shift some of the spending from adult to adolescent mental health services［J］. Psychiatr Danub, 2015, 27(Suppl 1): S84－S91.

［8］Paul H, Philip C, Tom B, et al. Shoter Oxford Textbook of Pchiatry. 7th ed［M］. Oxford: Oxford University Press, 2018.

［9］Perry B D, Pollard R. Homeostasis, stress, trauma and adaptation: A neuro developmental view of childhood trauma, child and adolescent psychiatric[J]. CAPCA, 1998, 7(1): 33 - 51.

[10] Roberts A R, Ottens A J. The Seven-Stage Crisis Intervention Model: A Road Map to Goal Attainment, Problem Solving, and Crisis Resolution[J]. Brief Treatment and Crisis Intervention, 2005, 5(4): 329 - 339.

[11] Soderberg E I, Carlsson J Y, Stener-Victorin E, et al. Subjective well-being in patients with chronic tension-type headache: effect of acupuncture, physical training, and relaxation training[J]. Clin J Pain, 2011, 27(5): 448 - 456.

[12] WHO. Global Accelerated Action for the Health of Adolescents (AA - HA!): guidance to support country implementation[R]. Geneva, 2017.

[13] Wilson H W, Joshi S V. Recognizing and referring children with posttraumatic stress disorder: guidelines for pediatric providers[J]. Pediatrics Rev, 2018, 39 - 68.

[14] James R K, Gilliland B E.危机干预策略[M].肖冰源,周亮,译.7版.北京：中国轻工业出版社,2019.

[15] 格尔德·M,梅奥·R,考恩·P.牛津精神病学教科书[M].刘协和,李涛,主译.成都：四川大学出版社,2010.

[16] 国家卫健委.新型冠状病毒感染的肺炎诊疗方案[EB/OL].[2020 - 02 - 14].https://www.sohu.com/a/368743249_377336.

[17] 国家卫生健康委办公厅,国家中医药管理局办公室.新型冠状病毒肺炎诊疗方案（试行第六版）[EB/OL]. http://www. nhc. gov. cn/xcs/zhengcwj/202002/8334a8326dd94d329 df351d7da8aefc2.shtml.

[18] 国家卫生健康委员会疾病预防控制局.应对新型冠状病毒肺炎疫情心理调适指南[M].北京：人民卫生出版社,2020.

[19] 国务院应对新型冠状病毒肺炎疫情联防联控机制综合组.关于加强新型冠状病毒肺炎疫情期间严重精神障碍患者治疗管理工作的通知[EB/OL].http://www.nhc.gov.cn/jkj/s3577/202002/f315a6bb2955474c8ca0b33b0c356a32.shtml.

[20] 郝伟.精神病学[M].6 版.北京：人民卫生出版社,2008.

[21] 江开达.高级精神病学教程[M].6 版.北京：人民军医出版社,2009.

[22] 江开达,马弘.中国精神疾病防治指南（实用版）[M].北京：北京大学医

学出版社,2010.

[23] 姜乾金.医学心理学[M].北京：人民卫生出版社,2005.

[24] 林崇德.发展心理学[M].北京：人民教育出版社,2009：252－370.

[25] 刘铁榜,陈向一,苗国栋,等.关于 SARS 相关精神障碍诊断标准与防治的建议[J].临床精神医学杂志,2003,13(3)：188－191.

[26] 刘协和.临床精神病理学[M].北京：人民卫生出版社,2011.

[27] 刘秀丽,王鹰.灾后未成年人心理反应的影响因素及其对心理救助的启示[J].东北师大学报(哲学社会科学版),2010,246(4)：131－137.

[28] 龙迪.心理危机的概念、类别、演变和结局[J].青年研究,1998,12：42－45.

[29] 陆林.沈渔邨精神病学[M].6 版.北京：人民卫生出版社,2018.

[30] 陆林,王高华.新型冠状病毒肺炎全民心理健康实例手册[M].6 版.北京：北京大学医学出版社,2020.

[31] 陆林.新型冠状病毒肺炎全民心理健康实例手册[M].北京：北京大学医学出版社,2020.

[32] 陆林.中国失眠障碍综合防治指南[M].北京：人民卫生出版社,2019.

[33] 马宁,马弘,李凌江.《新型冠状病毒感染的肺炎疫情紧急心理危机干预指导原则》专家解析[J].中华精神科杂志,2020,53(00)：E001－E001.

[34] 邱慧萍.灾难性危机事件的心理干预[J].农林经济管理学报,2004,(1)：134－136.

[35] 任志豪.如何应对灾难性事件[J].新闻爱好者,2005,(8)：31.

[36] 师典红,程文红,刘文敬.中国儿童青少年灾难后心理问题与相关因素研究现状[J].中国学校卫生,2014,35(2)：315－317.

[37] 司天梅,王高华.新冠肺炎相关精神症状的药物处置(专家建议)[M].北京：人民卫生电子音像出版社,2020.

[38] 杨甫德.对震后心理救援的思考[J].中国卫生质量管理,2008(06)：17－19.

[39] 张本,王学义,孙贺祥,等.唐山大地震所致孤儿心理创伤后应激障碍的调查[J].中华精神科杂志,2000,33(2)：111－114.

[40] 张立,沙莉,鲁桂兰.突发传染性公共卫生事件中护理人员心理压力的研究现状及前景展望[J].护理实践与研究,2011,8(22)：103－105.

[41] 中国睡眠研究会.中国失眠症诊断和治疗指南[J].中华医学杂志,2017,97(24)：1844－1856.

[42] 中华医学会精神医学分会,中国医师协会精神科医师分会.精神药物在新型冠状病毒肺炎患者中的使用建议[J].中华精神科杂志,2020,53：网络预发表[EB/OL].DOI：10.3760/cma.j.cn.113661-20200221-00045.